Nils Mengler

Verlaufsbeobachtung bei Patienten in der homöopathischen Arztpraxis

Nils Mengler

Verlaufsbeobachtung bei Patienten in der homöopathischen Arztpraxis

- Langzeit Follow-Up einer Kohortenstudie mit 3709 Patienten

Südwestdeutscher Verlag für Hochschulschriften

Impressum / Imprint
Bibliografische Information der Deutschen Nationalbibliothek: Die Deutsche Nationalbibliothek verzeichnet diese Publikation in der Deutschen Nationalbibliografie; detaillierte bibliografische Daten sind im Internet über http://dnb.d-nb.de abrufbar.
Alle in diesem Buch genannten Marken und Produktnamen unterliegen warenzeichen-, marken- oder patentrechtlichem Schutz bzw. sind Warenzeichen oder eingetragene Warenzeichen der jeweiligen Inhaber. Die Wiedergabe von Marken, Produktnamen, Gebrauchsnamen, Handelsnamen, Warenbezeichnungen u.s.w. in diesem Werk berechtigt auch ohne besondere Kennzeichnung nicht zu der Annahme, dass solche Namen im Sinne der Warenzeichen- und Markenschutzgesetzgebung als frei zu betrachten wären und daher von jedermann benutzt werden dürften.

Bibliographic information published by the Deutsche Nationalbibliothek: The Deutsche Nationalbibliothek lists this publication in the Deutsche Nationalbibliografie; detailed bibliographic data are available in the Internet at http://dnb.d-nb.de.
Any brand names and product names mentioned in this book are subject to trademark, brand or patent protection and are trademarks or registered trademarks of their respective holders. The use of brand names, product names, common names, trade names, product descriptions etc. even without a particular marking in this works is in no way to be construed to mean that such names may be regarded as unrestricted in respect of trademark and brand protection legislation and could thus be used by anyone.

Coverbild / Cover image: www.ingimage.com

Verlag / Publisher:
Südwestdeutscher Verlag für Hochschulschriften
ist ein Imprint der / is a trademark of
OmniScriptum GmbH & Co. KG
Heinrich-Böcking-Str. 6-8, 66121 Saarbrücken, Deutschland / Germany
Email: info@svh-verlag.de

Herstellung: siehe letzte Seite /
Printed at: see last page
ISBN: 978-3-8381-3499-4

Zugl. / Approved by: Berlin, Charité – Universitätsmedizin, Diss., 2012

Copyright © 2013 OmniScriptum GmbH & Co. KG
Alle Rechte vorbehalten. / All rights reserved. Saarbrücken 2013

Inhaltsverzeichnis

Abkürzungsverzeichnis　　3

1　Einleitung　　5

   1.1　Komplementärmedizin in Deutschland 5
   1.2　Homöopathie 7
   1.3　Stand der Forschung 13
       1.3.1　Grundlagenforschung 14
       1.3.2　Klinische Forschung 16
       1.3.3　Outcome-Forschung 18

2　Fragestellung und Zielsetzung　　22

3　Methodik　　24

   3.1　Erster Teil der Studie von 1997-2001 24
   3.2　Teilnehmer des 8-Jahre Follow-Up 25
   3.3　Outcome-Messung 26
   3.4　Datenmanagement und Statistik 28

4　Ergebnisse　　33

   4.1　Demographische Daten 33
       4.1.1　Patientenselektion des 8-Jahre Follow-Up 34
       4.1.2　Baseline-Unterschiede zwischen Respondenten und Nichtrespondenten 34
   4.2　Änderung der Beschwerdestärke 36
   4.3　Lebensqualität 37
   4.4　Homöopathische Behandlung 38
   4.5　Subgruppenanalyse 40
       4.5.1　Beschwerdegradänderung unter homöopathischer Behandlung und unter sonstigen Therapien 41
       4.5.2　Änderung der Lebensqualität unter homöopathischer Behandlung und unter sonstigen Therapien 43
   4.6　Inanspruchnahme anderer Therapien 45
       4.6.1　Besuch komplementärmedizinischer Therapeuten ... 45
       4.6.2　Komplementärmedizinische Therapieverfahren 46

4.6.3 Konventionelle medikamentöse Therapie 48
4.7 Gesamtzufriedenheit 49
4.8 Prädiktoren für eine klinisch relevante Verbesserung 51

5 Diskussion 52

5.1 Vor- und Nachteile des gewählten Studiendesign 52
    5.1.1 Response nach 8 Jahren 53
    5.1.2 Regression-to-mean-Effekt 54
    5.1.3 Placeboeffekt 54
    5.1.4 Lebensqualität 57
5.2 Subgruppenanalyse 57
    5.2.1 Diagnosespezifische Unterschiede der Subgruppen 58
    5.2.2 Inanspruchnahme anderer Therapien und Ärzte 59
    5.2.3 Konventionelle medikamentöse Therapie 59
    5.2.4 Outcome der unterschiedlichen Subgruppen 60
5.3 Outcome im Vergleich mit der aktuellen Studienlage 60
5.4 Patientenzufriedenheit und deren Einfluss auf das Outcome 62
5.5 Schlussfolgerung 65

6 Zusammenfassung und Ausblick 66

7 Literaturverzeichnis 69

Abkürzungsverzeichnis

Abkürzung	Beschreibung
Abb.	Abbildung
anthrop.	anthroposophisch(e)
bzgl.	bezüglich
bzw.	beziehungsweise
C	Centesimal
D	Dezimal
d.h.	das heißt
DHP	Duke Health Profile
DZVhÄ	Deutscher Zentralverein homöopathischer Ärzte
et al.	et alii
GHHOS	Glasgow Homeopathic Hospital Outcome Score
ICD	International Classification of Diseases
KI	Konfidenzintervall
MI	Multiple Imputation
mod.	modifiziert
MOS	Medical Outcome Study
NRS	Numerische Ratingskala
o.g.	oben genant
Q	Quinquagiesmillesima
RCT(s)	Randomisierte Kontrollierte Studie(n)
s.	siehe

SAS	Statistical Analysis System
SD	Standard Deviation (Standardabweichung)
s.o.	siehe oben
SOP(s)	Standard Operating Procedure(s)
Studienpop.	Studienpopulation
Tab.	Tabelle
TCM	Traditionelle Chinesische Medizin
u.a.	unter anderem
ULD(s)	Ultra Low Dilution(s)
vgl.	vergleiche
WHO	World Health Organisation
z.B.	zum Beispiel

1 Einleitung

1.1 Komplementärmedizin in Deutschland

Die Komplementärmedizin erfreut sich in Deutschland nicht nur wachsender Beliebtheit bei Anwendern und Ärzten [1], sie ist inzwischen auch im Lehrgebäude der Schulmedizin angekommen. Dafür sprechen die in den letzten Jahren neu geschaffenen Professuren für Komplementärmedizin[1]. Diese Trends unterstreichen, dass die Komplementärmedizin immer mehr als Ergänzung und nicht als Ersatz schulmedizinischer Therapieformen gesehen wird [2].

Es gibt für das Gebiet der Komplementärmedizin in Deutschland bislang keine einheitliche sprachliche Regelung. Während im wissenschaftlichen und rechtlichen Bereich diese als unkonventionelle medizinische Richtungen oder besondere Therapierichtungen bezeichnet werden, spricht man im Volksmund vielfach von Ganzheitlicher Medizin, Alternativen Therapieverfahren bzw. Heilmethoden oder auch von Außenseiter- bzw. sanfter Medizin. Am praktikabelsten lassen sie sich analog zum angloamerikanischen Sprachgebrauch „CAM = Complementary and Alternative Medicine" [3] als Komplementärmedizin zusammenfassen. Darunter fallen die Methoden der klassischen von Kneipp begründeten Naturheilkunde mit Hydro- und Phytotherapie, Massagen und Diätetik, die Neuraltherapie, die Manuelle Therapie mit Chiropraktik und Osteopathie, und eigenständige Medizinsysteme wie Homöopathie und Anthroposophische Medizin sowie die Traditionelle Chinesische Medizin (TCM) mit Akupunktur und das indische Ayurveda [4]. Trotz der großen Unterschiede dieser Medizinalsysteme im kulturhistorisch bedingtem Verständnis von Gesundheit und Krankheit und der praktischen Ausführung, haben sie jedoch eines gemeinsam: ein über die rein körperliche Ebene hinausgehendes Verständnis des Menschen [5]. Bei den behandelnden Ärzten bestehen positive

---

[1] Stiftungsprofessur für „Naturheilkunde und Komplementärmedizin" Technische Universität München; Stiftungsprofessur für „Komplementärmedizin", Charité Universitätsmedizin, Berlin; Lehrstuhl für „Naturheilkunde" der Medizinischen Fakultät der Universität Rostock; Lehrstuhl für „Medizintheorie, Integrative und Anthroposophische Medizin", Universität Witten/ Herdecke.

Zusammenhänge zwischen dem ganzheitlichen Verständnis von Krankheit bzw. der Annahme psychischer Beteiligung bei einer Erkrankung und einer Befürwortung komplementärmedizinischer Heilmethoden [2]. Seit Anfang der 90er Jahre konnte in Deutschland und anderen westlichen Ländern eine verstärkte Nachfrage nach komplementärmedizinischen Verfahren verzeichnet werden [1,3,6,7]. Doch was sind das für Patienten und was sind ihre Beweggründe, sich für komplementärmedizinische Verfahren zu entscheiden?

Überwiegend sind es wohlhabendere Patienten [8,9] mittleren Alters mit einem höheren Bildungsgrad, darunter mehrheitlich Frauen [10–14]. Sie haben im Vergleich zur Normalbevölkerung einen gesünderen Lebensstil, ernähren sich eher vegetarisch oder mit Vollwertkost und nehmen weniger Genussgifte zu sich [13]. Dies bestätigte sich auch in einer aktuellen Umfrage in Deutschland, in der 1001 Menschen zur Inanspruchnahme alternativer Therapieverfahren befragt wurden [15].

Oft werden komplementärmedizinische Therapien bei psychischen und funktionellen Erkrankungen wie z.B. Angststörungen, Depressionen, Schlafstörungen, Fatigue-Syndrom oder Abgespanntheit in Anspruch genommen [11,12]. Die häufigsten Krankheitsbilder sind jedoch Rückenschmerzen, Allergien, Erkältungen, Cephalgien und Erkrankungen aus dem rheumatischen Formenkreis [3,10,16]. Prinzipiell werden komplementäre Heilmethoden eher bei chronischen und Bagatellerkrankungen wahrgenommen, kaum jedoch bei akuten Erkrankungen oder Notfällen [2]. Offensichtlich scheint bei der Entscheidung für eine komplementärmedizinische Therapie auch eine wachsende Unzufriedenheit mit den konventionellen Behandlungen Ausschlag gebend zu sein [13,17,18]. Für viele europäische Länder gibt es keine systematischen Untersuchungen über die Inanspruchnahme komplementärmedizinischer Therapien [19]. In Deutschland werden am häufigsten die klassischen Naturheilverfahren wie Bewegungstherapie (29%), Phytotherapie (27%) und Massagen (18%) in Anspruch genommen; dann folgen Chiropraktik als manuelle Therapie und Homöopathie als eigenständiges medizinisches System mit je 15% [10].

1.2 Homöopathie

Die Homöopathie wurde von dem deutschen Arzt Samuel Hahnemann (1755-1843) [20] Anfang des 19. Jahrhunderts entwickelt. Der Name leitet sich aus dem Griechischen ab (homoios = ähnlich und pathos = Leiden) und steht für das Prinzip dieser Arzneitherapie. Die Entstehung und Weiterentwicklung dieser Arzneitherapie wird im Folgenden erläutert.

Hahnemann stieß als er eine Übersetzung von William Cullens „A treatise of the Materia medica" anfertigte, auf die Aussage des Verfassers, dass Chinarinde Wechselfieber durch ihre magenstärkende Wirkung heile [21a]. Hahnemann begann 1790 diese von Cullen aufgestellte Behauptung im Selbstversuch zu überprüfen, den er folgendermaßen beschreibt: „Ich nahm des Versuches halber etliche Tage zweimal täglich jedes Mal 4 Quentchen gute *China* ein; die Füße, die Fingerspitzen usw. wurden mir erst kalt, ich ward matt und schläfrig, dann fing das Herz an zu klopfen, mein Puls ward hart und geschwind; eine unleidliche Ängstlichkeit, ein Zittern (aber ohne Schauern), eine Abgeschlagenheit durch alle Glieder; dann ein Klopfen im Kopf, Röte der Wangen, Durst, kurz alle mir sonst beim Wechselfieber gewöhnlichen Symptome erschienen nacheinander [...]. Dieser Paroxysmus dauerte 2 bis 3 Stunden jedes Mal und erneuerte sich, wenn ich diese Gabe wiederholte, sonst nicht. Ich hörte auf und ich ward gesund." (Zitat aus Hahnemanns deutscher Übersetzung des Werkes von Cullen 1789, S. 103 ff). Hahnemann interpretiert seine im Selbstversuch gemachte Erfahrung in einer Veröffentlichung in Hufelands Journal „Versuch über ein neues Prinzip zur Auffindung der Heilkräfte der Arzneisubstanzen" und entwickelt darin die Ähnlichkeitsregel. Er schreibt: „Jedes wirksame Arzneimittel erregt im menschlichen Körper eine Art von eigener Krankheit. Man ahme die Natur nach, welche zuweilen eine chronische Krankheit durch eine andere hinzukommende heilt, und wende in der zu heilenden (vorzüglich chronischen) Krankheit dasjenige Arzneimittel an, welches eine andere, möglichst ähnliche Krankheit zu erregen imstande ist und jene wird geheilt werden; similia similibus" [22]. Die endgültige Formulierung erfährt die Ähnlichkeitsregel in der Einleitung des „Organon der Heilkunst", dem Hauptwerk der Homöopathie: „Wähle, um sanft, schnell, gewiß und dauerhaft zu heilen, in jedem Krankheitsfalle eine Arznei, welche ein ähnliches Leiden (homoion pathos) für sich erregen kann, als sie heilen soll" [23a]. Die individuellen Symptome und persönlichen Eigenschaften des Patienten führen somit nach der Ähnlichkeitsregel zu der individuellen Arzneimittelwahl eines homöopathischen Medikamentes. Dabei handelt es sich um ein potenziertes Arzneimittel, das nach den Grundprinzipien der Homöopathie hergestellt und angewandt wird [24].

Diese Ähnlichkeitsregel, die im Prinzip bereits im Corpus Hippocraticum, bei Galen und bei Paracelsus formuliert wurde, wurde durch Hahnemann weiterentwickelt [25,26]. Sie ist als Simileprinzip „similia similibus" für die Homöopathie von zentraler Bedeutung.

Ihre Anwendung erfolgt im ärztlichen Handeln. Der Arzt soll die Gesamtheit aller Symptome einer Krankheit beobachten und in einer ausführlichen Anamnese erfassen und daraufhin das entsprechende Arzneimittel wählen [27]. Die Gesamtheit der Symptome des Patienten wird auch als Krankheitsbild bezeichnet. „Bei dieser Aufsuchung eines homöopathisch spezifischen Heilmittels [...] sind die auffallendern, sonderlichen, ungewöhnlichen und eigenheitlichen (charakteristischen) Zeichen und Symptome des Krankheitsfalles besonders und fast einzig fest in's Auge zu fassen..." [23b]. Dabei sind neben den Symptomen der vordergründigen Erkrankung, die individuellen, subjektiven Beschwerden einer Erkrankung (Krankheitserleben) entscheidend und machen erst die Zuordnung einer spezifischen homöopathischen Arznei möglich [28].

Die Bedeutung der individuellen Symptome wird in einem Beispiel von Jonas et al. [29] deutlich: 2 Erkältungspatienten haben die gleiche schulmedizinische Diagnose: „Infektion des oberen Respirationstraktes". Aufgrund der individuellen Symptomatik - der eine leidet unter „klarem, dünnen Ausfluss aus der Nase" und „wundmachender Tränenabsonderung", der andere unter „dicken gelblichen Absonderungen aus der Nase", ist dabei „durstlos" und hat „Verlangen nach frischer Luft" - würden diese beiden unterschiedliche, ganz spezifische Arzneimittel erhalten. Der erste erhielte eine homöopathische Potenz von *Allium cepa*, der zweite würde mit *Pulsatilla* behandelt werden.

Die Auffindung des „heilenden" spezifischen homöopathischen Arzneimittels, dem so genannten „Simile", erfolgt über den Abgleich der Symptomreihen von Krankheitsbild und Arzneimittelbild; meistens unter Zuhilfenahme von Symptomverzeichnissen. Diese sind entweder nach Arzneimitteln mit den dazugehörigen Arzneimittelbildern (Materia medica) oder nach Symptomrubriken (Repertorien) geordnet sind.

Basierend auf der Annahme, dass ein Simileprinzip existiert, wurde von Hahnemann die Arzneimittelprüfung am Gesunden entwickelt und systematisiert [23c]. Dabei werden die zu prüfenden homöopathischen Arzneien gesunden Probanden nach festgelegten Richtlinien verabreicht und die auftretenden subjektiven und objektiven Symptome als Reaktion auf die Arznei interpretiert und protokolliert. Die Gesamtheit der Prüfsymptome einer Arznei ergibt das so genannte Arzneimittelbild, welches in den o.g. Symptomverzeichnissen systematisiert wird.

Im Laufe der Zeit haben sich die methodischen Standards der von Hahnemann entwickelten Arzneimittelprüfung immer mehr den modernen Forschungsstandards inklusive Randomisierung, Verblindung und Placebogabe angeglichen [30,31].

Anfänglich gab Hahnemann die Arzneien unaufbereitet in wägbarer Dosis. Er beobachtete, dass diese gebräuchliche Verabreichung nicht optimal war. Die Arzneiwirkung schien ihm abhängig vom Ausgangsstoff zu stark (Nebenwirkungen) oder zu schwach (ungenügende Aufschließung der Arznei z.B. bei unlöslichen Mineralstoffen). Er entwickelte eine Methode, Quantität und Qualität in optimaler Weise zu verbinden. Dabei soll durch Bearbeitung der Ursubstanz (Verreiben und Verschütteln) eine Minimierung der Dosis und eine Steigerung der Wirksamkeit erlangt werden [23d]. Hahnemann gab dieser so bearbeiteten Arznei den Namen „Potenz" oder „Dynamisation" [21b]. 1839 schreibt er: „Homöopathische Dynamisationen sind wahre Erweckungen der in natürlichen Körpern während ihres rohen Zustandes verborgen gelegenen, arzneilichen Eigenschaften." [32] Die Ausgangsstoffe homöopathischer Arzneien stammen aus den unterschiedlichsten Bereichen (Pflanzen, Tiere, Mineralien, Krankheitserreger und Chemikalien). Die ersten Anweisungen zur Herstellung der homöopathischen Arzneien sowie deren Benennung stammen direkt von Hahnemann und finden sich in seinem „Organon der Heilkunst" [23e]: Als Beispiel mag die Herstellung einer Arznei Pulsatilla C30 dienen: Dazu nimmt man die ganze Pflanze von Pulsatilla pratensis (Wiesenküchenschelle) zur Zeit der Blüte. Man verreibt z.B. ein Gran mit 100 Gran Milchzucker für eine Stunde, nimmt davon ein Gran und zerreibt es wieder mit 100 Gran Milchzucker und wiederholt diesen Schritt ein drittes Mal, man erhält die Urtinktur Pulsatilla. Ein Gran dieses Pulvers wird nun in 500 Tropfen eines Gemisches aus einem Teil Branntwein (Ethanol) und 4 Teilen destillierten Wasser aufgelöst und ein Tropfen davon wird nun in ein Gefäß mit 100 Tropfen Branntwein gegeben. Durch 100 starke Schüttelstöße wird die erste Potenzierungsstufe (C1) hergestellt. Von dieser Lösung nimmt man wieder einen Tropfen und gibt ihn in ein weiteres Gefäß mit 100 Tropfen Branntwein und verschüttelt dieses wieder. Dadurch erhält man eine C2-Potenz. Durch 30-maliges Wiederholen dieser Prozedur erhält man eine Pulsatilla C30. Eine weitere Potenzierungsform entwickelte Hahnemann in seinen letzten Lebensjahren. Hierfür tränkte er ein Rohrzuckerkügelchen mit Urtinktur, löste dieses in 100 Tropfen Ethanol auf, verschüttelte es und gab einen Tropfen davon erneut auf ein Rohrzuckerkügelchen, welches er dann wieder in 100 Tropfen Ethanol löste. Diese Verdünnungen entsprechen ungefähr Verdünnungsschritten von 1:50000, weshalb sie auch LM- oder Q-Potenzen (Quinquagiesmillesima = 50000) genannt werden. Seit 1978 ist die Herstellung homöopathischer Arzneien in Deutschland im Homöopathischen Arzneibuch [33] festgelegt: Verdünnungsschritte im Verhältnis 1:10 führen zu den gebräuchlichen D-Potenzen (Dezimal-Potenzen), eine D6 zeigt eine Verdünnung der Urtinktur von $1:10^6$ an; Verdünnungsschritte im Verhältnis von 1:100 führen zu den C-Potenzen (Centesimal-Potenzen), wobei eine C30 eine Verdünnung von $1:100^{30}$ anzeigt. Potenzen können als reine Milchzuckerverreibungen (Triturationen), als wässrige/ alkoholische Lösung (Dilutionen) oder als solche auf Rohrzuckerkügelchen (Globuli) oder Laktose (Tabletten) aufgebracht vorliegen [33].

Wie jedoch stellte sich Hahnemann den Wirkungsmechanismus der homöopathischen Arzneien vor? Dazu muss man zunächst seine immanenten Begrifflichkeiten von Gesundheit und Krankheit verstehen. Für Hahnemann ist Gesundheit Ausdruck einer unverstimmten Lebenskraft: „Im gesunden Zustande des Menschen waltet die geistartige, als Dynamis den materiellen Körper belebende Lebenskraft unumschränkt und hält alle seine Theile in bewundernswürdig harmonischen Lebensgange" [23f]. Krankheit ist demzufolge eine Störung der Lebenskraft. [23g]. Die Behandlung von Krankheiten gelingt durch Einflussnahme auf die verstimmte Lebenskraft. „Demnach können Heil-Arzneien, nur durch dynamische Wirkung auf das Lebensprincip Gesundheit und Lebensharmonie wieder herstellen..." [23h].

Die Heil-Arznei wirkt auf den Körper regulierend ein. Sie erzeugt eine Kunstkrankheit und setzt einen spezifischen Reiz (Erstwirkung). Durch die darauf folgende Gegenreaktion des Organismus (Gegenwirkung, Nachwirkung) werden die Kunstkrankheit und die vorliegende Krankheit ausgelöscht (Heilwirkung) [23i,j,k]. Moderner formuliert bedeutet dies: „Homöopathische Therapie hat das Ziel, die körpereigenen Regulationen zur Selbstheilung anzuregen und sinnvoll zu steuern" [21c].

Doch gerade der Wirkungsmechanismus der potenzierten Arzneien wird sehr kontrovers diskutiert. In diesem Zusammenhang wird häufig auch der Begriff der Hormesis (griechisch: „Anregung, Anstoß", englisch: Adaptive Response = angepasste Antwort) genannt. Er bezeichnet das Phänomen, dass Wirkstoffe in geringen Dosen einen umgekehrten oder anderen Effekt auf den Organismus haben als höhere Dosen. Die Dosis-Wirkungs-Kurve, zeigt einen ß-förmigen Verlauf oder auch „Umkehreffekt" [34,35]. Geringe Dosen einer toxischen Substanz können somit einen positiven Effekt auf den Organismus haben. Als Beispiel seien die dosisabhängigen pharmakologischen Wirkungen von Digitalis und Colchicin angeführt, welche in niedrigen Dosierungen einen therapeutischen Effekt, bei größeren Konzentrationen eine zunehmend toxische Wirkung haben. Allerdings liegen vielfältige, sehr unterschiedliche Beobachtungen zur Hormesis vor. Die vermittelnden physiologischen Mechanismen sind nur teilweise aufgeklärt. Chemisch-toxische Hormesis könnte durch einen Informationsprozess und dadurch induzierter antagonistischer Antwort, auch Immunantwort, gegen das toxische Agens vermittelt sein, Strahlenhormesis bei radioaktiver Bestrahlung z.B. durch zelluläre Reparaturmechanismen [35].

Auch wenn hormetische Effekte als Basis des homöopathischen Simileprinzip interpretiert werden könnten, sind die Begriffe Hormesis und Homöopathie nicht identisch. Oberbaum et al. [36] weisen auf kardinale Unterschiede zwischen ihnen hin: Die Präparation von hormetischen Verdünnungen folgt normalen Standard-Laborprozeduren, dagegen sind homöopathische Potenzierungen, wie oben beschrieben, schrittweise Verdünnungen mit mechanischer Verschüttelung. Vor allem ist aber der Hormesiseffekt an messbare Quantitäten und Verdünnungen gebunden – beschrieben für Verdünnungen bis 10^{-22} [37] –, während in der Homöopathie Verdünnungen zum Einsatz kommen, in denen sich teilweise kein einziges Molekül der

Ausgangssubstanz mehr befindet. Dies gilt unter Berücksichtigung der Avogadro Konstante für Hochpotenzen ab Q5 bzw. LM5, C12 oder D23. Die von Hahnemann postulierte Annahme, dass sich durch den Potenzierungsprozess die Wirksamkeit einer Substanz steigere (s.o.), steht im Widerspruch zu modernen naturwissenschaftlichen Erkenntnissen [38].

Allen Kontroversen zum Trotz wird die Homöopathie weltweit, hauptsächlich jedoch in industrialisierten Ländern in Anspruch genommen (s. Abb. 1) [3,6,12,39].

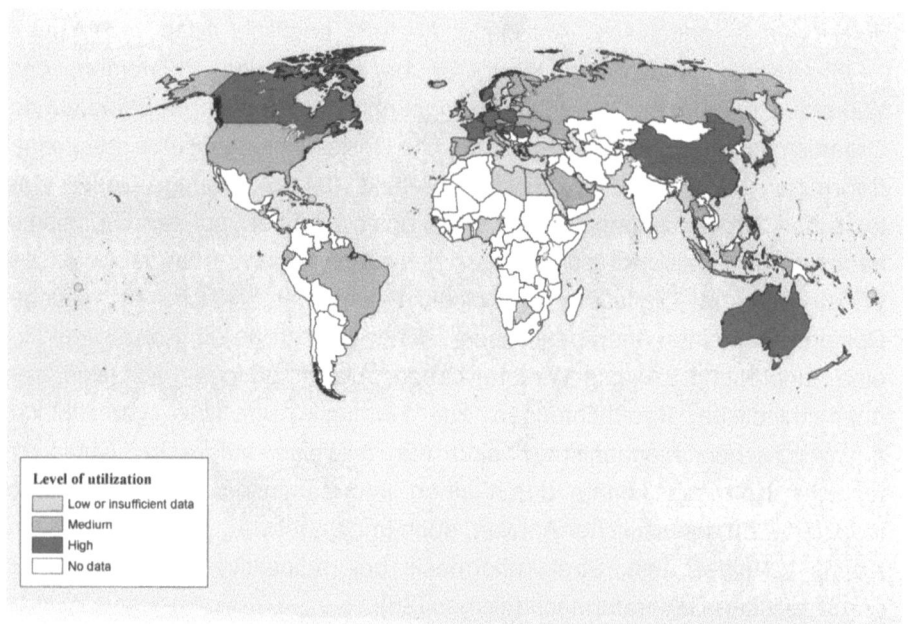

Abb. 1: Internationale Inanspruchnahme der Homöopathie (aus WHO Global Atlas [40]).

In Deutschland gehört die Homöopathie zu den häufig genutzten komplementärmedizinischen Methoden und wird von ca. 15% der Nutzer solcher Therapieverfahren in Anspruch genommen [10]. Natürlich variiert die Inanspruchnahme stark mit der Art der Erkrankung; eine Studie von 2004 des Universitätsklinikums Freiburg zeigt, dass Patienten aus Kardiologie, Psychosomatik, Onkologie und Gastroenterologie ihre akute Erkrankung nur zu 7% homöopathisch behandeln lassen [41]. Dennoch machte sie laut

Gesundheitsberichterstattung des Bundes im Jahr 2002 sogar 35% aller mit Komplementärmedizin behandelten Fälle aus, Erstanamnese und Folgebehandlung zusammengenommen [42].

Seit den 90er Jahren ist auch der Gebrauch homöopathischer Medikamente europaweit stark gestiegen: Dies betrifft den rezeptfreien Verkauf [6], genauso wie die Anzahl der verschriebenen homöopathischen Arzneimittel.

In Deutschland verordnen mehr als zwei Drittel aller niedergelassenen Ärzte homöopathische Medikamente, darunter nicht nur ausgebildete Homöopathen [43]. Die Ausbildung für Zusatzbezeichnung Homöopathie wurde mehrfach modifiziert und beinhaltet zurzeit eine 6-monatige Weiterbildung bei einem Weiterbildungsbefugten für Homöopathie (oder anteilig ersetzbar durch 100 Stunden Fallseminar einschließlich Supervision) sowie 160 Stunden spezielle Kurs-Weiterbildung in Homöopathie [44]. Im Jahr 2011 führen in Deutschland laut Internetauskunft der Landesärztekammern (Bundesärztekammer - Arztsuche in Deutschland, Linksammlung,) 3183 Ärzte die Zusatzbezeichnung Homöopathie [45]. Der Deutsche Zentralverein homöopathischer Ärzte hat zurzeit ungefähr 4000 Mitglieder (Auskunft Pressestelle DZVhÄ, Feb. 2011). Damit sind doppelt so viele Ärzte homöopathisch tätig wie noch 1992 [43]. Zusätzlich wird speziell in Deutschland Homöopathie noch von Heilpraktikern ausgeübt [42]. Die vorliegende Arbeit setzt sich jedoch ausschließlich mit der ärztlich praktizierten Homöopathie auseinander.

1.3 Stand der Forschung

Die Homöopathie steht prinzipiell vor dem Problem, dass molekulare Wirkungsmechanismen für homöopathische Medikamente weder formuliert noch bewiesen sind. Dies gilt im Besonderen für den Bereich der Hochpotenzen, den ultramolekularen Verdünnungen – oder im angloamerikanischen Sprachgebrauch „ultra low dilutions" (ULDs) – d.h. Verdünnung $< 10^{-23}$, in denen sich, statistisch gesehen, keine Moleküle der ursprünglichen Wirksubstanz mehr befinden.

Die aktuelle Homöopathie-Forschung erstreckt sich auf verschiedene Bereiche:

Die Grundlagenforschung zum Wirkungsmechanismus beschäftigt sich insbesondere mit der Suche nach spezifischen Informationen bzw. Informationsträgern in homöopathischen Arzneien bzw. ULDs, jedoch auch mit der Frage, ob und wie diese Informationen Effekte in biologischen Systemen erzeugen. Trotz einer Vielzahl von Versuchen zum Nachweis eines Unterschiedes zwischen ultramolekularen Verdünnungen und reinem Lösungsmittel ist der Wirkmechanismus der Homöopathie bisher ungeklärt.

Die anwendungsorientierte Forschung stellt die klinische Relevanz in den Vordergrund. Jonas et al. [29] benennen hierfür in ihrer Literaturübersicht zum Stand der Homöopathieforschung 3 Forschungsgebiete: 1) Genereller Vergleich zwischen homöopathischen Medikamenten und Placebo, 2) Studien über die Effekte von Homöopathie für bestimmte klinische Indikationen und 3) Studien über die biologischen Effekte von potenzierten Arzneimitteln, insbesondere Hochpotenzen. Homöopathieforschung muss sich daher einerseits in der Grundlagenforschung mit dem Nachweis einer substantiellen Wirkstruktur befassen, andererseits muss in der klinischen Forschung gezeigt werden, dass die Wirkung homöopathischer Therapie über einen Placeboeffekt hinaus geht.

1.3.1 Grundlagenforschung

Verschiedene Modelle versuchen die Wirkweise der Homöopathie zu erklären, aber bislang gibt es noch keinen eindeutigen Beweis für ihre tatsächliche Wirkung. Eine häufig und kontrovers diskutierte These zum Wirkungsmechanismus homöopathischer Hochpotenzen ist die „information medicine" Hypothese [46]. Sie besagt, dass Wasser aufgrund seiner Clusterstruktur befähigt sei, durch Strukturveränderung Informationen über Substanzen zu speichern [47,48]. In diesem Zusammenhang werden auch die „Clathrate" genannten Einschluss-Verbindungen diskutiert und untersucht [49]. Hierbei wird ein „Gastmolekül" von einem Hohlraumgitter aus Wirtsmolekülen umschlossen. Deswegen spricht man auch von Käfigeinschlußverbindungen; abgeleitet aus dem lateinischen *clatratus* = vergittert. Es handelt sich dabei um eine physikalische Einlagerung, keine chemische Verbindung.

Verschiedene physikalische und physikalisch-chemische Experimente zielen darauf ab, einen Unterschied zwischen Lösungsmittel und homöopathisch aufbereiteter ULD nachzuweisen, darunter Verfahren wie Niedrigtemperaturthermolumiszenz, Kernspinresonanzspektroskopie (NMR-Spektroskopie von engl. nuclear magnetic resonance), Konduktometrie (Messungen der Leitfähigkeit, Dissoziationsgrad/ -konstante) und Raman- und UV-VIS-Spektroskopie.

Der Versuch von Anick [50] einen Unterschied zwischen dem Lösungsmittel und homöopathisch aufbereiteten Verdünnung von Sepia, Lachesis, Ignatia, Lycopodium, Natrum Muriaticum und Argentum Nitricum mittels Protonen NMR Spektroskopie darzustellen, misslang.

Allerdings gelang es Demangeat [51] mittels NMR unterschiedliche Protonen Relaxationsraten für ULDs von Histamin und sequentiell verdünnten Lösungsmittel (Wasser und Saline) nachzuweisen. Er führt dies auf supramolekulare Gaseinschlüsse (Nano Luftblasen) und supramolekulare über Wasserstoffbrücken gebundene Wasserstrukturen zurück, die sich während des homöopathischen Verdünnungsprozesses bildeten.

Einen interdisziplinären Literaturüberblick zum Stand der aktuellen physikalischen Wasserstruktur Forschung geben Roy et al. [52]. Auf Grundlage der verschiedenen Forschungsergebnisse entwickelt er eine Theorie zur Wasserinformierung basierend auf der strukturellen Ähnlichkeit von Wasser und SiO_2. Dabei könnten Wassermoleküle (OH_2) sich zu unterschiedlichen Oligo- und Polymere zusammenlagern, welche nicht nur durch Wasserstoffbrücken sondern auch durch van der Waals Kräfte stabilisiert würden. Die Ausbildung dieser Oligo- und Polymere sei abhängig von Druck, Temperatur und chemischer Zusammensetzung, ihre sich ständig verändernde Zusammensetzung befände sich in einem dynamischen Gleichgewicht. Aufgrund dieser Fähigkeit, Strukturen zu bilden und zu variieren, sei Wasser durch homöopathische Verschüttelung und möglicherweise mittels Epitaxie programmierbar, u.a. über ein stabiles Kolloid aus Nano Luftblasen.

Witt et al [53,54] machen allerdings auf die unterschiedliche Qualität der publizierten physikalischen Experimente aufmerksam. Sie heben dabei besonders die Problematik der Verunreinigung der Proben und Kontrollen durch Spurenelemente hervor, die bei der sequentiellen Verdünnung und Verschüttelung entstehen. Diese Verunreinigungen entstehen bereits während der ersten Potenzierung, die Konzentration der Spurenelemente bleibt dann für die folgenden Potenzierungen annähernd konstant. Deswegen sollten Experimente zur Erforschung des Unterschiedes zwischen homöopathischen Hochpotenzen und Lösungsmittel immer mit sequentiell verdünnten und verschüttelten Kontrollen durchgeführt werden.

Ein weiterer Ansatz zur Erforschung des Wirkmechanismus ist die *in vitro* Forschung, in der die Effekte von Hochpotenzen auf Zellen oder zelluläre Bestandteile erforscht werden. In ihrem systematischen Review beurteilten Witt el al. [54] 67 *in vitro* Experimente, hauptsächlich an Basophilen Granulozyten (42%), aber auch an nicht- zellulären Systemen (27%) und Zellkulturen (19%) anhand eines modifizierten „Score for Assessment of Physical Experiments on Homöopathy" (SAPEH). Insgesamt konnte in 73% der Experimente ein positiver Effekt von Hochpotenzen nachgewiesen werden. Darunter zeigten auch 12 von 18 qualitativ höherwertigen Experimenten (68%), die mit sequentiell verdünnten und verschüttelten Kontrollen durchgeführt worden waren, einen positiven Effekt der Hochpotenzen im Vergleich zur Kontrolle. Einige Experimente waren auch mehrfach replizierbar, allerdings gab es kein Experiment, bei dem es ausschließlich positive Wiederholungsversuche gegeben hätte.

Trotz einer Vielzahl von Versuchen zum Nachweis eines Unterschiedes zwischen ultramolekularen Verdünnungen und reinem Lösungsmittel ist der Wirkmechanismus der Homöopathie bisher ungeklärt.

1.3.2 Klinische Forschung

Es liegen momentan ungefähr 300 randomisierte kontrollierte klinische Studien (RCTs) zur Wirksamkeit der Homöopathie vor [55], von denen jedoch nur ein knappes Drittel in Zeitschriften mit einem Gutachtersystem veröffentlich wurde. Die erste systematische Übersichtsarbeit über RCTs homöopathischer Arzneimittel wurde 1991 von Kleijnen [56] publiziert. Von den 105 zugrunde liegenden Studien zeigten 81 (77%) statistisch signifikante Unterschiede zugunsten der Wirksamkeit homöopathischer Arzneien. Seitdem wurden verschiedene Metaanalysen veröffentlicht, die zu unterschiedlichen Ergebnissen in Bezug auf die Wirksamkeit homöopathischer Arzneien kamen. Entscheidend für das Ergebnis ist dabei die Qualität der einbezogenen, aktuellen Studien; Kriterien dafür sind: Randomisierung, Doppelverblindung, hohe Fallzahlen und die Güte der statistischen Auswertung. Linde et al. führten 1997 eine Metaanalyse von 89 Studien zu homöopathischen RCTs durch und kamen zu dem Ergebnis, dass Patienten eine 2,45-fach (Odds Ratio) erhöhte Wahrscheinlichkeit haben von einer homöopathischen Therapie zu profitieren gegenüber Placebo [57]. Eine erneute Analyse dieser Studien zeigte, dass die Effekte von der Studienqualität abhängen und mit zunehmender Studienqualität abnehmen; sie blieben jedoch statistisch signifikant [58]. In einer Re-Analyse der gleichen Studien konnten Sterne et al. [59] jedoch zeigen, dass publication bias und andere statistische Effekte zu einer deutlichen Überbewertung der Behandlungseffekte geführt hätten und dass somit kein signifikanter Vorteil der Homöopathie gegenüber Placebo bestünde.

Shang et al. [60] evaluierten 2005 in einer weiteren Meta-Analyse sämtliche 165 bis Januar 2003 zur Verfügung stehenden homöopathischen RCTs. Sie wählten davon 110 RCTs höherer methodischer Qualität aus und stellten diese 110 RCTs konventioneller Medizin gegenüber. In der anschließenden Metaregressions-Analyse konnten die Autoren für eine kleine Zahl von Studien (8 homöopathische und 6 konventionelle) mit großen Fallzahlen zeigen, dass Patienten, die sich konventionell behandeln lassen einen Vorteil gegenüber Placebobehandlung haben; jedoch Patienten, die sich homöopathisch behandeln lassen, nicht. Die darauf basierende Schlussfolgerung der Wirkungslosigkeit der Homöopathie wird sowohl aufgrund der verwendeten Methodik und Auswertung [61] als auch in ihrer Konsequenz heftig diskutiert [62]. Eine Re-Analyse derselben Studien durch Lüdtke [63] erbrachte allerdings, dass aufgrund der großen Studienheterogenität und der von Shang et al. verwendeten Methodik, die Ergebnisse von der Anzahl der analysierten Studien abhängen und somit stark mit dem gewählten Grenzwert für die Größe einer einzuschließenden Studie variieren. Die Aussage, dass „die klinischen Effekte der Homöopathie Placeboeffekte sind" [60] sei somit weniger definitiv als postuliert.

Im Jahr 2003 wurden von Mathie [64] 90 klinische Studien zur Homöopathie, wovon ungefähr 40 erst nach der Meta-Analyse von Linde et al. durchgeführt wurden, zusammengefasst und bewertet. Davon zeigten 50 ein positives Ergebnis, 41 waren indifferent und 2 negativ. Basierend auf der damaligen Datenlage identifizierte er 8 Indikationen, für welche er eine homöopathische

Behandlung als wirksam erachtet: kindliche Diarrhoe, Fibromyalgie, Heuschnupfen, Influenza, verschiedene Schmerzzustände, Nebenwirkungen von Radio- und Chemotherapien, Verstauchungen und Infektionen der oberen Atemwege. Dagegen sei unwahrscheinlich, dass eine homöopathische Behandlung bei Kopfschmerzen, Schlaganfall oder Warzen erfolgreich sei. Allen Übersichtsarbeiten zur Homöopathie sind prinzipielle methodische Probleme gemein: unterschiedlich designte Studien aufgrund der verwendeten Form der Homöopathie (klassisch, Isopathie, Komplexmittel) und der untersuchten Diagnosen, sowie eine eher mindere methodische Qualität gemessen an den heutigen Standards. Dennoch finden sich nach Lüdtke [55] Indikationen, bei denen aufgrund der Studienlage eine spezifische Wirkung der Homöopathie angenommen werden kann: z.B. kindlicher Durchfall [65–67], allergische Rhinitis und Erkältungskrankheiten, und solche, wo ein Effekt der Homöopathie nicht über den Placeboeffekt hinaus geht, wie z.B. bei Kopfschmerzen oder Migräne [68,69]. Zusammenfassend lässt sich jedoch sagen, dass bisher nicht eindeutig geklärt ist, ob homöopathische Arzneimittel einem Placebo überlegen sind.

1.3.3 Outcome-Forschung

Es besteht ein augenscheinlicher Widerspruch zwischen der unklaren Evidenz zur Wirksamkeit homöopathischer Medikamente in randomisierten kontrollierten Studien einerseits und der zunehmenden Nachfrage nach Homöopathie als Behandlungskonzept andererseits [10,42]. Diese zunehmende Inanspruchnahme der Homöopathie scheint hauptsächlich durch Patientenpräferenzen gesteuert zu sein [17]. Patientenpräferenzen sollten somit in der Evaluation medizinischer Behandlungsmethoden nicht vernachlässigt werden. Daher haben Studien, die realistische Therapiealternativen miteinander vergleichen, sowohl für die Patienten als auch für die anbietenden Ärzte eine gewisse Relevanz [4]. Ein weiterer Aspekt für die Berücksichtigung von Outcome-Studien in die Evaluation homöopathischer Therapie ist sicherlich auch, dass in RCTs oft Diagnosen untersucht werden, die in der Praxis selten homöopathisch behandelt werden, und Outcome-Studien dazu führen können, dass in Zukunft RCTs zu häufiger behandelten Erkrankungen durchgeführt werden [70]. Zudem kann es durch Patientenpräferenzen, die gerade im Bereich der

Komplementärmedizin besonders relevant sind [55], zu einer starken Selektion der Studienpopulation kommen, da diese Patienten nur selten einer Randomisierung zustimmen. Die prinzipiellen Unterschiede zwischen RCTs und Outcome-Studien sind in Tabelle 1 dargestellt.

Tab. 1: Grundcharakteristika von randomisierten kontrollierten Studien (RCTs) und Studien der Versorgungsforschung, nach [71].

	Randomisierte kontrollierte Studie (RCT)	**Outcome-Studie**
Ziel	Experimentell	Naturalistisch
Design	Wirksamkeit	Wirkung
Patientenselektion	Hoch	Niedrig
Ärzteselektion	Hoch	Niedrig
Standardisierung	Hoch	Niedrig
Endpunkte	Hart	Weich
Primäre Relevanz	Therapieprinzip	Versorgung

In der konventionellen medizinischen Forschung sind die Wirkungsmechanismen allgemein anerkannt und verstanden; neue Medikamente und Therapien werden meist basierend auf diesen Wirkungsmechanismen entwickelt. Die zur Überprüfung verwendete Methodik ist optimiert, neue Medikamente und Verfahren isoliert auf ihre Sicherheit und Wirksamkeit zu überprüfen. Dabei wurden für komplexere konventionelle Therapieverfahren die einzelnen Komponenten und Ansätze häufig parallel entwickelt und getrennt evaluiert und erst anschließend unter dem Gesichtspunkt synergetischer Effekte kombiniert [4].

Komplementärmedizinische Verfahren, vor allem die eigenständigen Medizinalsysteme wie z.B. Naturheilverfahren, TCM, aber auch Homöopathie, beinhalten komplexe Diagnose- und Behandlungsverfahren. Erkrankungen werden hierbei vielfach mit verschiedenen therapeutischen Interventionen, die jedoch einander bedingen, behandelt. Allgemein anerkannte Wirkungsmechanismen sind besonders für die komplexeren komplementärmedizinischen Verfahren häufig weder formuliert noch nachgewiesen [4]. Der Versuch, Komponenten eines komplexeren komplementärmedizinische Verfahrens zu isolieren und auf Wirksamkeit zu überprüfen, ohne dabei den Kontext zu berücksichtigen, in welchem die einzelnen Komponenten zum Gesamtverfahren stehen, wird dem

komplementärmedizinischen Verfahren nicht gerecht und die Ergebnisse einer solchen Herangehensweise bleiben schwer interpretierbar [72].
Fønnebø et al. [72] schlagen deswegen eine speziell auf komplementärmedizinische Verfahren ausgerichtete Forschungsstrategie vor, die aber ebenso für vollständig evidenzbasierte, konventionelle, nichtmedikamentöse Verfahren verwendbar sei:
Die erste Phase beinhaltet die sogenannte Outcome- oder Versorgungsforschung. Es sollen dabei Daten über Nutzer und zur Nutzung komplementärmedizinischer Verfahren, über Kosten der Behandlung und beobachtete gesundheitliche Besserungen sowie über die fachliche Qualifikation der Anbieter erhoben werden. Dafür müssten die dem komplementärmedizinischen Verfahren zu Grunde liegenden Definitionen von Krankheit und Gesundheit, die Philosophie des Behandlungskonzeptes sowie seine Variationen verstanden werden. Basierend auf diesen Ergebnissen können dann sinnvolle und versorgungsrelevante Fragestellungen für weitere analytische Studien entwickelt werden. In der zweiten Phase soll die Sicherheit der verwendeten Verfahren untersucht werden, durchaus mit den gleichen Methoden, die auch zur Erforschung unerwünschter Arzneimittelwirkungen konventioneller Medikamente (und Interventionen) verwendet werden. In einer dritten Phase sollen dann Therapiealternativen verglichen werden (comperative effectiveness), d.h. Behandlungseffekte sollen so verglichen und Fragen zur Kosteneffektivität beantwortet werden. Schließlich soll untersucht werden, welche Komponenten des komplementärmedizinischen Verfahrens für die Wirkung verantwortlich sind (component efficacy). In einer letzten Phase soll dann ggf. die Erforschung des molekularen Wirkungsmechanismus erfolgen.
Durch Outcome- bzw. Versorgungsforschung können geringer selektierte und damit repräsentativere Daten zum Diagnose- und Therapiespektrum einer Behandlungsform erhoben werden [70]. Diese Studien eignen sich auch, um zu untersuchen, ob es überhaupt Effekte gibt, welche dann ggf. in weiteren, rigoroseren Studien genauer analysiert werden könnten, zum Beispiel nach dem von Fønnebø [72] vorgeschlagenem Schema.
Outcome-Studien zur subjektiven Wirksamkeit homöopathischer Behandlungen wurden vor allem in Großbritannien und Norwegen durchgeführt und konnten zeigen, dass eine Mehrzahl von homöopathisch behandelten Patienten ihren gesundheitlichen Zustand als deutlich gebessert

empfand [73–75]. Für alle Outcome-Studien gilt, dass der größte Teil der homöopathisch behandelten Patienten unter chronischen Beschwerden litt. Zudem lassen sich die beobachteten Effekte nicht kausal der Therapie zuordnen. 2005 wurde von Witt et al. [70,76,77] die bislang größte Studie zur homöopathischen Alltagsversorgung in Deutschland publiziert. Auf dieser Studie basiert die vorliegende Dissertation.

2 Fragestellung und Zielsetzung

Umfragen zufolge nutzen in Deutschland 10 - 20% der Bevölkerung Homöopathie, es ist damit eines der häufiger genutzten komplementärmedizinischen Verfahren [10]. Wirksamkeit und Wirkungsmechanismen werden jedoch sehr kontrovers diskutiert und es ist eher wenig über das Nutzerverhalten bekannt. Insbesondere für die homöopathische Gesundheitsversorgung in der täglichen Praxis lagen bisher kaum systematische Langzeitdaten vor.

2005 wurde die bisher größte Beobachtungsstudie zur homöopathischen Alltagsversorgung in Deutschland publiziert [70,76,77]. In dieser Outcome-Studie wurden im Zeitraum von 1997 - 2001 insgesamt 3981 Patienten (2851 Erwachsene und 1130 Kinder) erstmalig in einem von 103 Behandlungszentren mit klassischer Homöopathie behandelt und über 2 Jahre beobachtet. 79% aller behandelten Diagnosen waren chronischer Natur und bestanden im Mittel seit $8,8 \pm 8$ Jahren. Die häufigsten Diagnosen waren „allergische Rhinitis" bei Männern, „Kopfschmerzen" bei Frauen und „atopische Dermatitis" bei Kindern. Während der zweijährigen Behandlung verminderte sich die mittlere Beschwerdestärke signifikant ($p < 0,001$) von $6,2 \pm 1,7$ auf $3,0 \pm 2,2$ bei Erwachsenen und von $6,1 \pm 1,8$ auf $2,2 \pm 1,9$ bei Kindern. Weiterhin zeigte sich, dass sich die Lebensqualität deutlich besserte.

Diese Studie beschrieb den Ist-Zustand der praktizierten klassischen Homöopathie in Deutschland und zeigte als ein Hauptergebnis, dass in Deutschland hauptsächlich Patienten mit längerfristig bestehenden chronischen Erkrankungen einen homöopathischen Arzt aufsuchten.

Insbesondere bei chronischen Erkrankungen haben Langzeit Follow-Ups eine hohe Relevanz. Das vorliegende 8-Jahre Follow-Up der oben beschriebenen Studie erhebt und analysiert erstmalig Daten zum langfristigen Verhalten homöopathisch behandelter Patienten im deutschen Gesundheitssystem auf längere Sicht und das Outcome. Dabei soll u.a. untersucht werden, ob die im ersten Teil der Studie beobachteten Verbesserungen des Gesundheitszustandes auch langfristig erhalten bleiben. Des Weiteren soll die Inanspruchnahme anderer komplementärmedizinischer Therapien während des Studienzeitraumes dargestellt werden.

3 Methodik

3.1 Erster Teil der Studie von 1997 - 2001

Die initiale prospektive multizentrische Kohortenstudie wurde von 1997 - 2001 durchgeführt. Dafür wurden 187 deutsche und Schweizer Ärzte mit der Zusatzbezeichnung für Homöopathie und einer Praxiserfahrung von mehr als 3 Jahren über das Studienvorhaben informiert und gebeten, an der Studie teilzunehmen. Insgesamt beteiligten sich 103 Ärzte (51 männlich, 45 ± 7 Jahre; 52 weiblich, 45 ± 7 Jahre) an der Studie, die meisten von ihnen kamen aus Deutschland und 4 aus der Schweiz. Alle Studienärzte hatten die Zusatzbezeichnung Homöopathie. 74% von ihnen waren Allgemeinmediziner, die restlichen waren Fachärzte für Innere Medizin (10%), für Pädiatrie (9%) sowie 7% für andere Fachgebiete. Sie waren seit ungefähr 17,4 ± 8,4 Jahren in der Praxis tätig und hatten in der Homöopathie eine durchschnittliche Berufserfahrung von 9,0 ± 4,4 Jahren. 40% der Ärzte hatten eine kassenärztliche Zulassung, während 60% privat liquidierten. Die Studienärzte erhielten vor Studienbeginn ein standardisiertes persönliches Training zum Studienablauf und den verwendeten Messinstrumenten (Dauer 4 Stunden) sowie mindestens einen Monitoring-Besuch während der Studiendauer.

Die Rekrutierungsphase dauert von September 1997 bis Dezember 1999. Es wurden von den 5854 verfügbaren Patienten der teilnehmenden homöopathischen Ärzte insgesamt 3981 Patienten (68%) nach homöopathischem Erstgespräch und Einverständniserklärung in die Studie eingeschlossen. Dabei wurden je nach Größe der Praxis entweder alle konsekutiven Patienten (in 30% der teilnehmenden Studienzentren) oder jeder n-te Patient in die Studie aufgenommen, wobei die Anzahl „n" individuell mit dem jeweiligen Studienarzt vor Beginn der Studie festgelegt wurde. Für die Studienaufnahme gab es keine Einschränkungen bei den Diagnosen oder Beschwerden. Über einen Zeitraum von 24 Monaten dokumentierten die Ärzte auf standardisierten Fragebögen bis zu 4 Erst- und alle neu auftretenden Diagnosen in Form von ICD-Diagnosen mit Dauer und Beschwerdestärke, homöopathischer Behandlung (Heilmittel, Potenz) sowie

zusätzliche konventionelle Behandlungen und gegebenenfalls notwendige Überweisungen.
Die Patienten wurden ebenfalls zu Beschwerden und Gesundheitszustand bei Aufnahme, nach 3, 12 und 24 Monaten mittels standardisierter Fragebögen befragt. Die Beschwerdestärke der Diagnosen wurde auf einer numerischen Ratingskala (NRS) von 0 = „keine Beschwerden" bis 10 = „maximale Beschwerden" eingeschätzt; für die Lebensqualität erfolgte die Einschätzung mittels des MOS SF-36 für Erwachsene (> 16 Jahre), des KINDL-Fragebogens für Kinder und Jugendliche (7 - 16 Jahre) und des KITA-Fragebogens für Kleinkinder (1 - 6 Jahre) [77].

3.2 Teilnehmer des 8-Jahre Follow-Up

Für das aktuelle Follow-Up wurden von den ursprünglichen 3981 Patienten auf Grund zuvor definierter Ausschlusskriterien insgesamt 304 Patienten ausgeschlossen. Gründe für den Studienausschluss waren, (i) dass keine Daten vorlagen (Studienabbruch, keine Angabe von Beschwerden im Fragebogen oder keine Rücksendung des Fragebogens), dies war bei 207 Erwachsenen und 53 Kindern und Jugendlichen der Fall; (ii) dass der Patient nicht mehr auffindbar war (9 Erwachsene, 3 Kinder und Jugendliche) oder (iii) dass der Patient verstorben war (32 Patienten). Diese 32 Patienten wurden gesondert behandelt. Somit wurden 3677 Patienten aus Deutschland und der Schweiz im Jahr 2006 von der Studienzentrale angeschrieben und erhielten einen neu entworfenen Follow-Up-Fragebogen in einem zeitlichen Abstand von mindestens 7 bis 9 Jahren vom Baseline-Fragebogen. Von allen Patienten wurde erneut eine Einverständniserklärung (informed consent) eingeholt.
Um einen maximalen Rückfluss von Fragebögen zu erreichen, wurde ein Mahnverfahren entwickelt. Alle Studienteilnehmer, die nicht innerhalb von 4 Wochen antworteten, erhielten ein erstes Erinnerungsschreiben, in dem sie gebeten wurden, den Fragebogen auszufüllen und an die Studienzentrale zurückzusenden. Alle diejenigen, die nicht innerhalb der darauf folgenden 4 Wochen antworteten, bekamen noch einmal den Follow-Up-Fragebogen mit einem zweiten Erinnerungsschreiben zugesandt.

Eine zusätzliche Schwierigkeit entstand durch Änderung der Anschrift oder des Namens. Etliche Studienteilnehmer waren in der Zwischenzeit unbekannt verzogen, so dass viele Fragebögen nicht zustellbar waren und zur Studienzentrale zurückgesandt wurden. Es wurde eine Verfahrensweise entwickelt, um eine größtmögliche Anzahl der umgezogenen Studienteilnehmer noch zu erreichen. Bei Studienteilnehmern, deren damalige Telefonnummer vorlag, wurde versucht, die neue Adresse mit Hilfe von Adressdatenbanken zu eruieren. Es ist möglich, bei Umzug innerhalb einer Stadt oder Gemeinde die alte Telefonnummer mitzunehmen. Mittels einer Prozedur, die sich Rückwärtssuche nennt, lassen sich in einer Adressdatenbank mit der entsprechenden Suchmaschine anhand der Telefonnummer der dazugehörige Teilnehmer und ggf. auch seine Adresse ermitteln. Für diese Rückwärtssuche wurde die Internetdatenbank „www.telefonbuch.de" und die CD ROM „PowerInfo und zurück 2006" (Ausgabe April) von G DATA Software verwendet. Stimmte der so ermittelte Telefonteilnehmer mit dem gesuchten Studienteilnehmer überein, wurde die neue Adresse aus der Adressdatenbank übernommen und der Follow-Up-Fragebogen an diese gesandt. Stimmte der Teilnehmer überein, aber es gab in der Datenbank keinen Adresseintrag, so wurde der Teilnehmer telefonisch kontaktiert. Er wurde über das Studienvorhaben informiert, nach seinem Einverständnis gefragt und im Falle der Zustimmung um seine neue Adresse gebeten. Diese wurde dann in die Studiendatenbank übernommen und der Teilnehmer erhielt seinen Follow-Up-Fragebogen.

Für die bis dahin nicht ermittelbaren Anschriften der Studienteilnehmer erfolgte dann eine Anfrage bei den Landeseinwohnerämtern/ Meldestellen. Die 69 Schweizer Studienteilnehmer, die unbekannt verzogen waren, wurden auf Grund der unbekannten Informationsstrukturen der Schweiz keiner weiteren Adressermittlung unterzogen. Alle so ermittelten Studienteilnehmer, erhielten – abweichend von o.g. Mahnverfahren – nur einmalig ein Erinnerungsschreiben.

3.3 Outcome-Messung

Die 3 Altersgruppen (Kleinkinder 1 - 6 Jahre, Kinder und Jugendliche 7 - 16 Jahre und Erwachsene > 16 Jahre) des ersten Teils der Studie wurden auf

Grund der Alterung zu 2 Altergruppen, nämlich Kinder und Jugendliche (7 - 16 Jahre, im Folgenden „Kinder" genannt) und Erwachsene (> 16 Jahre) zusammengelegt. Für beide Gruppen wurden unterschiedliche standardisierte Fragebögen mit denselben Messinstrumenten wie zuvor verwendet. Sie enthielten Angaben über die Beschwerden, die damals zum Beginn der homöopathischen Behandlung geführt hatten, über die Zufriedenheit mit dieser Behandlung und deren Plausibilität, über die Inanspruchnahme alternativer komplementärmedizinischer Therapien, über Medikamenteneinnahme nicht-homöopathischer Arzneien sowie über die gesundheitsbezogene Lebensqualität. Als diskriminatorisches Kriterium für eine spätere Subgruppenanalyse wurde erfragt, ob die Patienten sich noch in homöopathischer Behandlung befinden und was gegebenenfalls Gründe für die Beendigung der Behandlung waren. Für die aktuelle Beurteilung der Beschwerden wurden die im Baseline-Fragebogen von den Patienten angegebenen Beschwerden von der Studienzentrale in den aktuellen Follow-Up-Fragebogen übertragen. Dies sollte sicherstellen, dass jede Beschwerde des Baseline-Fragebogens eine erneute Einschätzung erfährt.

Die Patienten sollten nun ihre individuellen Beschwerden anhand einer numerischen Ratingskala (NRS) [78] in ihrer Stärke aktuell beurteilen (0 = „keine Beschwerden", 10 = „schwerst mögliche Beschwerden").
Im jetzigen 8-Jahre Follow-Up fragten wir zusätzlich nach der Gesamtzufriedenheit der Patienten mit der homöopathischen Behandlung. Hier ermöglichte eine 4-stufige Likert-Skala Einschätzungen von „sehr zufrieden" bis „ziemlich unzufrieden". Die Fragen zur Plausibilität, Zufriedenheit und Weiterempfehlung der Homöopathie konnten auf einer numerischen Skala von (0 = „auf keinen Fall" bis 6 = „auf jeden Fall") beantwortet werden.
Weiterhin wurde erfragt, ob die Patienten zusätzlich bei einem Arzt für Traditionelle Chinesische Medizin, Arzt für anthroposophische Medizin, Arzt für Naturheilverfahren oder Heilpraktiker gewesen seien, sowie die eingenommenen nicht-homöopathischen Medikamente. Zudem wurde nach (angeleiteten) alternativen Begleittherapien gefragt. Aus Gründen der Übersichtlichkeit wurden diese (mit Ausnahme der Akupunktur) in der Auswertung in nicht-homöopathische medikamentöse Therapien (Phytotherapie, TCM anthroposophische Medizin), Entspannungstherapien

(Meditation, autogenes Training), energetische Therapien (Bioresonanz-Therapie, Reiki, Shiatsu, Kinesiologie, Feldenkrais), Bewegungstherapien (Yoga, Tai Chi, Qigong) und manuelle Therapien (Osteopathie, Schröpfen) zusammengefasst.

Die Beurteilung der gesundheitsbezogenen Lebensqualität erfolgte bei den Erwachsenen mit dem MOS SF-36, einem validierten Fragebogen zur Erfassung der gesundheitsbezogenen Lebensqualität [79]. Der SF-36 besteht aus 36 Fragen mit variablen Antwortmöglichkeiten von dichotom bis zur 6-stufigen Likert-Skala. Dabei lassen sich 8 Dimensionen der subjektiven Gesundheit bestimmen: körperliche Funktion, körperliche Rollenerfüllung, emotionale Rollenerfüllung, soziale Funktion, Schmerz, psychisches Wohlbefinden, Vitalität und allgemeine Gesundheitswahrnehmung. Die Ergebnisse lassen sich in Summenskalen für körperliche und psychische Lebensqualität darstellen.

Bei den Kindern und Jugendlichen wurde die Lebensqualität mit dem KINDL-Fragebogen gemessen. Dieser wurde 1994 von Bullinger entwickelt [80] und 1998 von Ravens-Sieberer und Bullinger revidiert [81]. Er enthält 40 Fragen auf einer 5-stufigen Likert-Skala zur Erfassung der körperlichen, psychischen, sozialen und funktionalen Komponenten der gesundheitsbezogenen Lebensqualität.

Der KINDL-Fragebogen sollte von den Kindern selbst beantwortet werden, während die Beurteilung der medizinischen Beschwerden durch die Eltern erfolgen sollte.

3.4 Datenmanagement und Statistik

Die Dateneingabe erfolgte manuell als Einmaleingabe und nachfolgendem Qualitätscheck in eine ACCESS-Datenbank. Für die Dateneingabe wurden Regeln, sogenannte Standard Operating Procedures (SOPs) entwickelt, die eine einheitliche Eingabe auch in unklaren Fällen garantieren sollten. Diese beruhten größtenteils auf den SOPs der initialen Studie, um eine Vergleichbarkeit der Ergebnisse zu erzielen.

Die statistische Auswertung erfolgte mit der statistischen Analysesoftware SAS/STAT© (Version 9.1, SAS Inc., Cary NC, USA) durch den Diplom

Statistiker Rainer Lüdtke. Kinder und Erwachsene wurden getrennt ausgewertet. Gemäß dem Intention-to-treat-Prinzip wurden für die Gesamtzahl der Studienteilnehmer (bezeichnet als „Studienpopulation") die 32 schon während des ersten Studienabschnittes verstorbenen Patienten in der Auswertung mit berücksichtigt, ebenso diejenigen Patienten, die nicht geantwortet haben. Im Folgenden werden die Studienteilnehmer, die ihren Fragebogen zurückgesandt haben, als „Respondenten", diejenigen, die nicht geantwortet haben, als „Nichtrespondenten" bezeichnet.

Wie in der initialen Studie wurden für jeden Patienten die 4 ihn am meisten belastenden Beschwerden mit dem Beschwerdegrad bestimmt, bei Verstorbenen wurden diese mit dem maximal möglichen Schweregrad 10 ersetzt. Hatten die Patienten zuvor angegeben, dass ihre Beschwerden geheilt seien, wurden fehlende Werte mit 0 ersetzt. Sonstige fehlende Werte wurden durch „multiple imputation" (MI) gemäß den Vorgaben von Rubin [82] ersetzt. Dabei wird jeder fehlende Wert durch eine Gruppe von möglichen Werten ersetzt, die die Unsicherheit repräsentieren sollen, welches der eigentlich „richtige" Wert sei. Es wurde hier für die MI die Markov chain Monte Carlo Methode verwendet (SAS-Prozedur PROC MI).

Auf diese Weise wurden 5 Datensätze geschaffen, die einzeln analysiert und deren Ergebnisse dann kombiniert wurden (SAS-Prozedur PROC MIANALYZE), um die Behandlungseffekte, Konfidenzintervalle und p-Werte zu errechnen.

Für die Auswertung des MOS SF-36-Fragebogen wurden die Einzelwerte und Summenskalen so standardisiert, dass die normale deutsche Bevölkerung den Durchschnittswert 0 erhält und die Standardabweichung (SD) 1 beträgt. Bei den Verstorbenen wurden die Werte mit dem maximal negativen Wert -3 ersetzt.

Zur induktiv statistischen Bewertung der Ergebnisse bezüglich des Schweregrades der medizinischen Beschwerden und der Lebensqualität wurden verallgemeinerte lineare Regressionsmodelle [83] verwendet. Diese ermöglichen es, zeitliche Verläufe und Korrelationen von Messwerten verschiedener Individuen gleichzeitig zu modellieren und dabei verschiedene Einflussgrößen (Geschlecht, Alter, Diagnose, Dauer und Schwere der Erkrankung etc.) mit einzubeziehen.

In diesen Modellen wurde die zeitliche Korrelation zwischen den 3 Zeitpunkten der Datenerhebung (Baseline, 2 Jahre und 8 Jahre) als exponentiell angenommen, d.h. die Korrelation zweier Messwerte eines Patienten nimmt mit der Zeit, die zwischen den beiden Messzeitpunkten verstrichen ist, exponentiell ab.

Um die Größe des Behandlungseffekts zu schätzen, wurde die innerhalb dieser Regressionsmodelle geschätzte Veränderung der Beschwerden (Diagnose, Lebensqualität) zwischen der initialen Studie (Baseline) und dem jetzigen Follow-Up durch deren Standardabweichung zu Studienbeginn (Baseline) dividiert. Dadurch ist es möglich, Therapieeffekte, die durch verschiedene Skalen beschrieben wurden, oder aber auch unterschiedliche Diagnosen miteinander zu vergleichen [84].

Die Formel lautet: $d = \frac{\mu_1 - \mu_2}{\sigma}$

wobei μ_1 der Mittelwert zur Baseline- und μ_2 der Mittelwert bei der Follow-Up-Untersuchung ist und σ die SD der Baseline-Erhebung der untersuchten Größe darstellt. Gemäß der üblichen Definition [84] werden dabei Effektgrößen über 0,5 als moderat und über 0,8 als groß bezeichnet. Alle angegebenen Konfidenzintervalle (KI) sind 95% KI.

Zusätzlich wurde eine Subgruppenanalyse durchgeführt. Dafür wurden 3 Kategorien gebildet, diese waren: 1) Noch in homöopathischer Behandlung, 2) Abbruch der homöopathischen Behandlung wegen Besserung der Beschwerden, 3) Abbruch der homöopathischen Behandlung wegen Verschlechterung der Beschwerden. Die Zuordnung erfolgte über die Frage, ob sich der Studienteilnehmer noch in homöopathischer Behandlung bei seinem Studienarzt befindet, und wenn nicht, warum er die Therapie abgebrochen hat. Dabei war die Angabe mehrerer Gründe möglich.

Patienten, die den Homöopathen gewechselt hatten und sich weiterhin in homöopathischer Therapie befanden, wurden der ersten Kategorie zugeordnet. Ansonsten wurden sie gesondert behandelt; es sei denn, es wurde zusätzlich angegeben, dass kein Therapieerfolg zu sehen war, dann wurden sie der dritten Kategorie zu geordnet.

Alle Patienten wurden als „wegen Verbesserung abgebrochen" geführt, wenn sie mindestens einen positiven Grund angeführt – dazu zählten die Antworten „weil ich vollkommen gesund bin" und „weil es mir besser geht" – und keinen negativen Grund geltend gemacht haben, selbst wenn noch zusätzlich nicht-therapiebezogene Gründe genannt wurden. Patienten, die mindestens einen therapiebezogenen negativen Grund für den Abbruch genannt hatten, wurden der dritten Kategorie zugeordnet, dazu zählten die Antworten „weil es mir nicht geholfen hat", „weil es mir schlechter geht", „Krankenhausaufenthalt", „weil ich eine andere Therapie vorgezogen habe", „schlechtes Arzt-Patienten-Verhältnis" und „zu große räumliche Entfernung".

Eine weitere Kategorie war eine Therapiebeendigung unabhängig vom Therapieerfolg: für die Antworten „weil ich keine Zeit habe", „wegen Umzug Arzt oder Patient", „Arzt praktiziert nicht mehr (Praxisaufgabe, Rente, Tod)" und „Schwangerschaft".

Für die Analyse der subgruppenspezifischen Unterschiede von Diagnosen, Lebensqualität und Zufriedenheit mit der homöopathischen Therapie wurden die Studienteilnehmer in 2 Gruppen („noch in homöopathischer Behandlung" und „Behandlung abgebrochen") aufgeteilt und mittels 2 x 2 χ^2-Test auf ihre Unabhängigkeit untersucht, in einem zweiten Schritt wurden die Behandlungsabbrecher in 3 Gruppen („wegen Verbesserung abgebrochen", „wegen Verschlechterung abgebrochen" und „Abbruch ohne Bezug zum Therapieerfolg") aufgeteilt und analog mittels 3 x 2 χ^2-Test analysiert.

Zudem wurden Prädiktoren für eine klinisch relevante Besserung identifiziert. Dafür wurden die Änderungen der Beschwerdegrade bei einem Cut-off von 2 Punkten dichotomisiert: Besserungen von 2 Punkten oder mehr wurden als eine klinisch relevante Besserung gewertet; geringere Besserungen oder Verschlechterungen als unzureichender Therapieerfolg. Eine Besserung um 2 Punkte auf der NRS entspricht ungefähr einer Besserung um eine SD der bei Studienbeginn angegebenen Beschwerdestärke und wurde somit als Grenzwert für die klinische Relevanz angenommen.

Zunächst wurde eine Liste der potenziellen Prädiktoren erstellt. Diese beinhaltete den Schweregrad der Beschwerden zu Studienbeginn, das Alter bei Studienbeginn, das Geschlecht, die häufigsten Diagnosen bei Studieneintritt (Migräne, Spannungskopfschmerz, Schlafstörungen, Depressionen, Angststörungen, Ekzeme, Schuppenflechte, allergische Dermatitis, allergische Rhinitis, Allergien, Dysmenorrhoe, erhöhte Infektanfälligkeit, Bluthochdruck, Rückenschmerzen, Asthma), wahrgenommene Begleittherapien (konventionelle Medizin, anthroposophische Medizin, Akupunktur, Traditionelle Chinesische Medizin, Phytotherapie, Osteopathie, andere manuelle Therapien, Yoga, andere Bewegungstherapien, Entspannungstherapien, Naturheilkunde), zusätzliche Besuche bei anderen Ärzten (Schulmedizin, Arzt für Traditionelle Chinesische Medizin, Arzt für anthroposophische Medizin oder Arzt für Naturheilverfahren), Aufnahme in ein Krankenhaus sowie die Gründe für Beendigung der Behandlung (erfolgreiche Behandlung oder Behandlungserfolg unzureichend).

Die Prädiktoren wurden dann über eine Rückwärtsselektion (backward selection) in einem logistischen Regressionsmodell identifiziert. Hierzu wurde zunächst ein erstes logistisches Regressionsmodell mit allen potenziellen Prädiktoren verwendet und der Prädiktor mit dem höchsten p-Wert gesucht. In einem zweiten Schritt wurde dann ein logistisches Regressionsmodell verwendet, in dem alle Prädiktoren bis auf diesen einen verwendet wurden. Dieses Vorgehen wurde sukzessive wiederholt, bis nur noch Prädiktoren mit einem signifikanten Effekt verblieben.

4 Ergebnisse

4.1 Demographische Daten

Von den 3677 für dieses 8-Jahre Follow-Up angeschriebenen Patienten haben insgesamt 2690 geantwortet, davon 1871 Erwachsene und 819 Kinder. Dies entspricht einer Rücklaufquote von 73,2%. Insgesamt wurden gemäß dem Intention-to-treat-Prinzip die Daten von 3709 Patienten ausgewertet, darunter auch die 32 während des ersten Studienabschnittes Verstorbenen [85]. Die Patientenselektion während des gesamten Studienverlaufs ist in Abbildung 4.1 dargestellt.

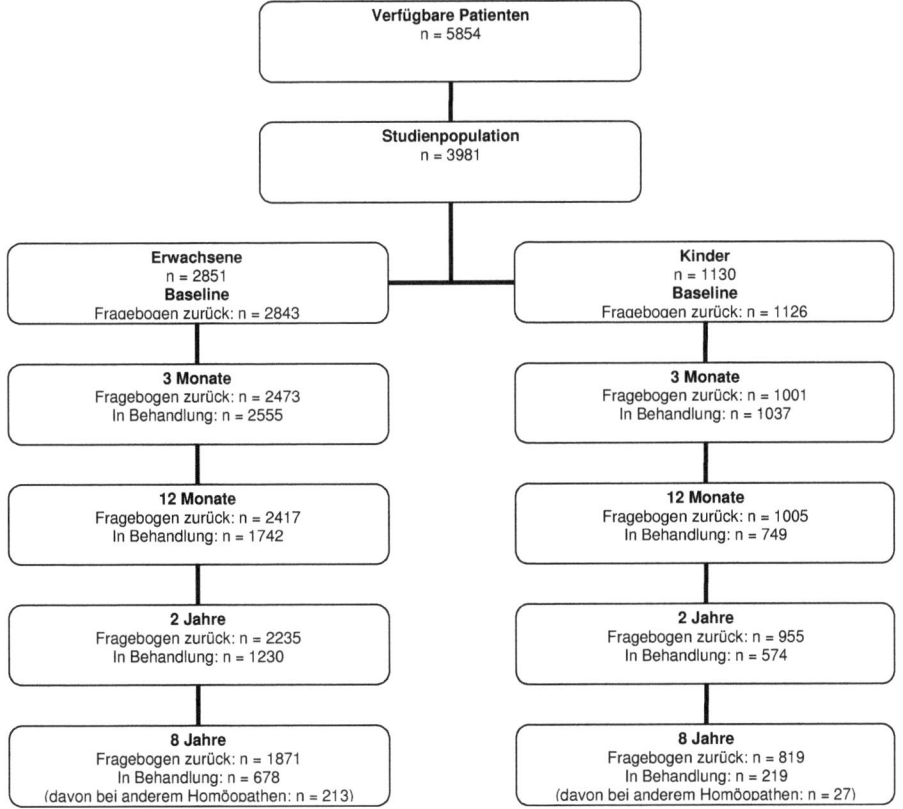

Abb. 4.1: Patientenselektion (mod. nach [76]).

4.1.1 Patientenselektion des 8-Jahre Follow-Up

Mit Hilfe der in den Methoden beschriebenen Verfahren wurde für die Erwachsenen eine Rücklaufquote von 71,9% (1871 von 2603) und von 76,3% (819 von 1074) für die Kinder erreicht. Dabei wurde im Zuge des Mahnverfahrens von den Erwachsenen ungefähr ein Drittel der Fragebögen (609; 32,5%) zurückgesandt, bei den Kindern waren es 316 von 819 Fragebögen (38,6%). Bei 970 Studienteilnehmern war die Adresse nicht bekannt. Von diesen konnte von 326 die Adresse durch Internetrecherche ermittelt werden, davon haben insgesamt 233 (71,5%) geantwortet. Für die 575 bis dahin nicht ermittelbaren Anschriften der Studienteilnehmer erfolgte eine Anfrage bei den Landeseinwohnerämtern/ Meldestellen. Von den 527 so erhaltenen Adressen waren 99 nicht mehr aktuell, sie wurden keiner weiteren Recherche unterzogen. 285 so ermittelte Studienteilnehmer (66,6%) sandten ihre Fragebögen zurück. Damit konnten durch die Adressenrecherche insgesamt 754 verzogene Studienteilnehmer ermittelt werden, wovon 518 (68,7%) geantwortet haben.

4.1.2 Baseline-Unterschiede zwischen Respondenten und Nichtrespondenten

Es haben bei den Erwachsenen signifikant mehr Frauen als Männer (74,3% gegenüber 67,2%; $p < 0,001$) geantwortet, während bei den Kindern das Geschlechterverhältnis (♀ 76,9% / ♂ 75,7%) ausgewogen war. Somit sind Männer in der Studienpopulation etwas unterrepräsentiert. Das durchschnittliche Alter in Jahren der Respondenten lag bei Studieneintritt für Erwachsene bei $41,0 \pm 12,3$ (Mittelwert ± SD) und für Kinder bei $6,5 \pm 4,0$. Im jetzigen Follow-Up liegt der Altersdurchschnitt bei $48,8 \pm 12,3$ respektive $14,1 \pm 4,2$ Jahren, wobei es keine signifikanten Unterschiede zwischen Respondenten und Nichtrespondenten gab.

Die Mehrzahl der Patienten sind folglich Frauen um 50 Jahre. Sie haben einen höheren Bildungsgrad und leben überwiegend in einer Partnerschaft. Siehe dazu Tabelle [85].

Im Folgenden wurde das Antwortverhalten in Bezug zu verschiedenen Parametern und Diagnosen gesetzt und auf signifikante Unterschiede untersucht. Diese zeigten sich z.B. im „Vertrauen in die homöopathische

4. Ergebnisse

Behandlung zu Studienbeginn": Unter den Respondenten hatten signifikant mehr Erwachsene (67,4%) Vertrauen in die homöopathische Behandlung als unter den Nichtrespondenten (63,0%; p = 0,031).

Tab. 4.1: Patientenmerkmale (Werte sind absolute Zahlen, Prozent- oder Mittelwerte ± SD) [85].

		Studienpopulation		Respondenten	
		Erwachsene (n = 2635)	Kinder (n = 1074)	Erwachsene (n = 1903)	Kinder (n = 819)
Geschlecht (männlich : weiblich)		771 : 1864	559 : 515	518 : 1385	423 : 396
Alter bei Eintritt in die Studie (Jahre)		40,6 ± 12,4	6,7 ± 4,1	41,0 ± 12,3	6,5 ± 4,0
Zivilstatus (Leben in Partnerschaft)		1916 (72,7%)		1405 (73,9%)	
Bildung (Schulbildung > 10 Jahre)		1570 (59,6%)		1155 (60,7%)	
Vertrauen in die Homöopathie zu Studienbeginn		1744 (66,2%)	739 (68,8%)	1283 (67,4%)	567 (69,2%)
Erkrankungsdauer zu Studienbeginn		10,0 ± 9,6	4,3 ± 2,7	9,8 ± 8,7	4,2 ± 3,5
Einnahme von konventionellen Medikamenten zu Studienbeginn		1318 (50,0%)	340 (31,7%)	965 (50,7%)	273 (33,3%)
Hauptdiagnose bei Studienbeginn					
Allergien	(ICD9: 995.3)	154 (5,8%)	65 (6,1%)	51 (6,2%)	14 (5,5%)
Allergische Rhinitis	(ICD9: 477.9)	215 (8,2%)	58 (5,4%)	45 (5,5%)	13 (5,1%)
Angststörung	(ICD9: 300.0)	137 (5,2%)	44 (4,1%)	34 (4,2%)	10 (3,9%)
Asthma	(ICD9: 493.9)	109 (4,1%)	67 (6,2%)	51 (6,2%)	16 (6,3%)
Depression	(ICD9: 311.0)	157 (6,0%)	5 (0,5%)	2 (0,2%)	3 (1,2%)
Ekzeme	(ICD9: 692.9)	200 (7,6%)	48 (4,5%)	42 (5,1%)	6 (2,4%)
Kopfschmerzen	(ICD9: 784.0)	216 (8,2%)	71 (6,6%)	45 (5,5%)	26 (10,2%)
Migräne	(ICD9: 346.9)	202 (7,7%)	16 (1,5%)	12 (1,5%)	4 (1,6%)
Neurodermitis	(ICD9: 691.8)	131 (5,0%)	216 (20,1%)	175 (21,4%)	41 (16,1%)
Rezidivierende Infekte	(ICD9: 796.6)	140 (5,3%)	183 (17,0%)	141 (17,2%)	42 (16,5%)
Schlafstörungen	(ICD9: 780.5)	185 (7,0%)	77 (7,2%)	58 (7,1%)	19 (7,5%)

Auch für einige primäre Diagnosen, die damals zur Aufnahme in die Studie geführt haben, gab es signifikante Unterschiede zwischen Respondenten und Nichtrespondenten: Dies ist bei den Erwachsenen für „Asthma" der Fall (4,6% zu 2,9%; p = 0,043), bei den Kindern für „Kopfschmerzen" (5,5% zu 10,2%; p = 0,008). Durchschnittlich hatten zu Studienbeginn die Erwachsenen 2,8 ± 1,1 Diagnosen, die Kindern 2,3 ± 1,0 Diagnosen. Dabei handelte es sich meist um chronische Erkrankungen, die im Mittel seit 9,8 ± 8,7 Jahren bei den Erwachsenen und bei den Kindern seit 4,2 ± 3,5 Jahren bestanden. Schließlich unterschied sich noch die Medikamenteneinnahme zu Studienbeginn bei den Kindern signifikant zwischen Respondenten und

Nichtrespondenten (33,3% zu 26,3%; p = 0,034), bei den Erwachsenen lag sie für beide um die 50%.

4.2 Änderung der Beschwerdestärke

Insgesamt haben sich die Beschwerden der Teilnehmer nach 8 Jahren weiterhin gebessert, bei den Erwachsenen sank die mittlere Beschwerdestärke von 6,2 ± 1,7 zu Studienbeginn auf jetzt 2,7 ± 2,1 und bei den Kindern von 6,1 ± 1,8 auf 1,7 ± 1,9 (s. Abb. 4.2) [85].

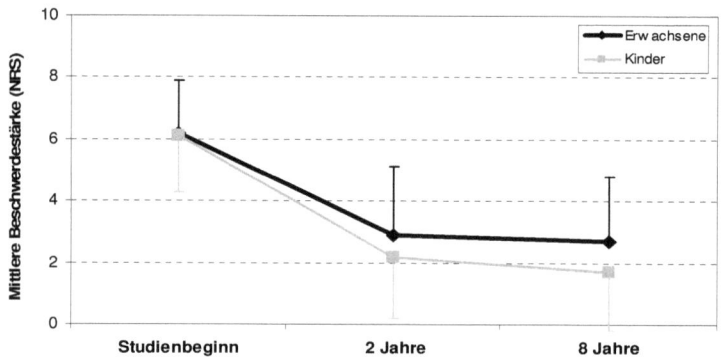

Abb. 4.2: Änderung der Beschwerdestärke in Studienverlauf (Mittelwert ± SD) [85].

Der mittlere Beschwerderückgang seit Behandlungsbeginn ist mit 3,5 ± 2,4 für Erwachsene etwas größer als nach 2 Jahren (3,2 ± 2,4) und noch einmal etwas ausgeprägter für Kinder (vgl. Tab. 4.3). Die in den ersten 2 Jahren der Studie beobachteten Beschwerdebesserungen sind folglich geblieben und haben sich nach 8 Jahren nochmals leicht gebessert. Die errechneten Effektstärken nach Cohen [84] lagen bei 1,61 für Erwachsene (KI: 1,54 - 2,68; p < 0,001) und bei 2,01 für Kinder (KI: 1,89 - 2,12; p < 0,001) [85], welches definitionsgemäß einem großem Effekt entspricht [84].

61% der Erwachsenen und 79% der Kinder gaben eine Besserung der initialen Beschwerden um 50% oder mehr an, bezogen auf die

Studienpopulation sind dies ungefähr die Hälfte der Erwachsenen und 60% der Kinder (s. Tab. 4.2) [85].

Tab. 4.2: Besserung der Beschwerden nach 8 Jahren, getrennt für Respondenten und Studienpopulation (Werte sind absolute Zahlen oder Prozentwerte), mod. nach [85].

	100% Besserung	≥ 50% Besserung	≥ 10% Besserung	Kaum Änderung	> 10% Verschlechterung	Keine Angabe
Erwachsene						
Anzahl (n)	243	918	488	123	90	41
Respondenten	12,8%	48,2%	25,6%	6,5%	4,7%	2,2%
Studienpop.	9,2%	34,8%	18,5%	4,7%	3,2%	29,3%
Kinder						
Anzahl (n)	247	397	121	21	32	1
Respondenten	30,2%	48,5%	14,8%	2,6%	3,9%	0,0%
Studienpop.	23,0%	37,0%	11,3%	2,0%	3,0%	23,8%
Gesamt						
Anzahl (n)	490	1315	609	144	122	42*/1029**
Respondenten	13,2%	48,3%	22,4%	5,3%	4,5%	1,5%
Studienpop.	18,0%	35,5%	16,4%	3,9%	3,3%	27,7%

* Respondenten; ** Studienpopulation.

4.3 Lebensqualität

Ebenso verbessert sich die Lebensqualität der Erwachsenen während dieser 8 Jahre. Auf der körperlichen Summenskala besserte sich die Lebensqualität von -0,36 ± 0,96 zu Studienbeginn auf jetzt 0,08 ± 0,89, analog zeigte sich eine Besserung auf der psychischen Summenskala von -1,47 ± 1,43 auf nun -0,53 ± 1,26 (s. Abb. 4.3). Die Effektstärken betrugen 0,39 (KI: 0,35 - 0,45; $p < 0,001$) für die körperliche Summenskala, respektive 0,54 (KI: 0,48 - 0,60; $p < 0,001$) für die psychische Summenskala [85], was für letztere einem moderaten Effekt entspricht [84].

Es zeigt sich, dass die in den ersten 2 Jahren der Studie beobachteten Verbesserungen der Lebensqualität geblieben sind und sich nach 8 Jahren besonders auf der psychischen Summenskala nochmals gebessert haben. Zusammenfassend hat sich der mittlere Gesundheitszustand der Studienpopulation auch 8 Jahre nach Studienbeginn nicht verschlechtert.

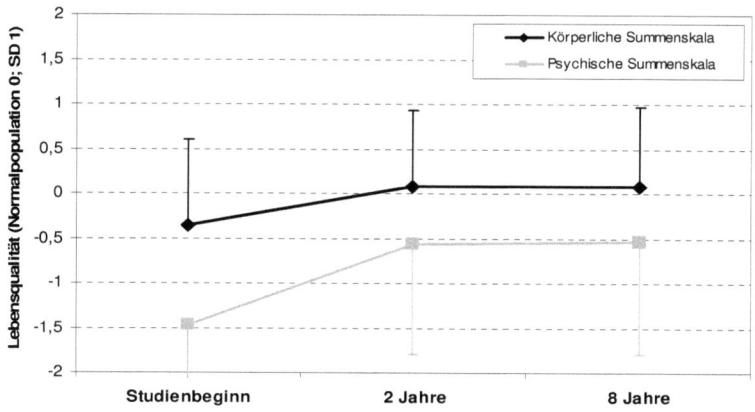

Abb. 4.3: Änderung der Lebensqualität im Studienverlauf, skaliert auf SD zur Normalpopulation (Mittelwert ± SD).

4.4 Homöopathische Behandlung

8 Jahre nach Studieneintritt ist noch ein Drittel der Studienteilnehmer (n = 897; 32,9%) in homöopathischer Behandlung, davon sind 657 (24,1%) noch bei dem Homöopathen, der sie in die Studie eingeschlossen hatte, 240 (8,8%) Patienten haben den Homöopathen gewechselt. Die Gründe für den Wechsel hatten zum Großteil keinen Bezug zum Therapieerfolg (n = 94; 33,2% bezogen auf die Wechsler), davon alleine haben 43 Patienten (15,2%) den Therapeuten aus finanziellen Gründen gewechselt, 29 Patienten (10,2%) haben aufgrund einer Verschlechterung gewechselt, 26 (9,2%) haben den Homöopathen und auch die Therapierichtung gewechselt.

Knapp 30% der Studienteilnehmer (n = 794) haben die homöopathische Behandlung wegen Gesundung oder Besserung der initialen Beschwerden beendet. Andererseits hat fast der gleiche Anteil (n = 708; 26%) die Behandlung wegen mangelndem Behandlungserfolg, davon 42 (1,5%) sogar wegen einer Verschlimmerung abgebrochen [85] (s. Abb. 4.4).

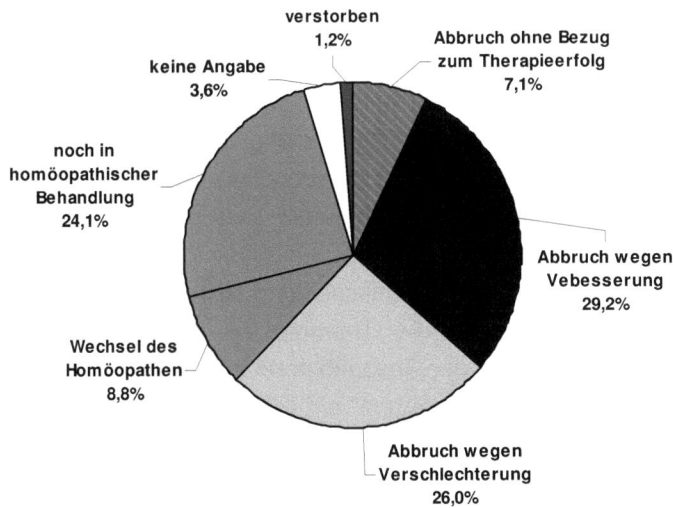

Abb. 4.4: Aufteilung der Respondenten des 8-Jahre Follow-Up nach „noch in homöopathischer Therapie" befindlichen Patienten und nach Gründen eines möglichen Therapieabbruchs, n = 2722.

Dabei unterscheidet sich das Bild bei Kindern und Erwachsenen deutlich: Während Kinder ungefähr 2,5-mal häufiger wegen einer Verbesserung denn einer Verschlechterung (n = 378 zu 141) die Therapie beendeten, ist es bei den Erwachsenen umgekehrt: Sie gaben eher eine Verschlechterung des Gesundheitszustandes als Grund für die Beendigung der homöopathischen Therapie an (n = 567 zu 416). In Relation gesetzt heißt dies: Kinder haben ungefähr doppelt so häufig wie die Erwachsenen die Therapie wegen einer Verbesserung beendet (46,2% zu 21,9%), während die Erwachsenen ungefähr 1,75-mal häufiger wegen einer Verschlechterung die Therapie beendet haben (29,8% zu 17,2%). 194 Studienteilnehmer (7,1%) brachen die Behandlung ohne Bezug zum Therapieerfolg ab, darunter zählten Gründe wie „Umzug des Patienten oder des Arztes", „Praxisaufgabe wegen Rente oder Tod des Arztes", „keine Zeit" oder auch finanzielle und sonstige Gründe; weitere 97 (3,6%) gaben keinen Grund an [85].

4.5 Subgruppenanalyse

Zur Evaluation des Behandlungsverlaufs wurde das Studienkollektiv in Patienten, die sich noch in homöopathischer Behandlung befinden und solche, die die homöopathische Behandlung aus verschiedenen Gründen (Besserung bzw. Verschlechterung der Beschwerden und ohne Bezug zum Therapieerfolg) beendet haben, aufgeteilt und einer Subgruppenanalyse unterzogen.

Zuerst wurde untersucht, ob die Entscheidung, sich weiterhin homöopathisch behandeln zu lassen oder die Therapie zu beenden mit bestimmten Diagnosen assoziiert ist: In der Gesamtbetrachtung (Kinder und Erwachsene) zeigt sich nur für die „Dysmenorrhoe" ein signifikanter Unterschied zwischen der Fortführung der homöopathischen Behandlung und einem Therapieabbruch (n = 39 (4,3%) zu n = 50 (2,8%); p = 0,033). Betrachtet man aber das Studienkollektiv getrennt nach Kindern und Erwachsenen, – einige der häufiger genannten Diagnosen, wie z.B. Dysmenorrhoe, Depression oder auch Hypertonie sind eher Erkrankungen des Erwachsenen – besteht für keine Diagnose ein signifikanter Unterschied.

Als nächster Schritt wurden die einzelnen Diagnosen spezifisch nach den Gründen für einen Therapieabbruch analysiert, d.h. ob eine Beendigung der homöopathischen Therapie aufgrund einer Besserung oder einer Verschlechterung der Beschwerden (oder ggf. unabhängig vom Behandlungsergebnis) erfolgt ist. Für die Diagnose „rezidivierende Infekte" zeigt sich, dass signifikant mehr Erwachsene die homöopathische Behandlung aufgrund einer Besserung (n = 46; 7,0%) denn aufgrund einer Verschlechterung (n = 56 (4,1%); p < 0,044) beendeten, das gleiche gilt für die Diagnose „Ekzeme" (n = 41 (7,0%) zu n = 36 (4,1%); p < 0,043). Schlafstörungen bei Kindern führen ebenso eher zu einer Besserung und dadurch bedingten Therapiebeendigung (n = 32 (8,5%) zu n = 4 (2,8%); p = 0,025). Hingegen führen Asthma und Neurodermitis bei Kindern eher zu einer Therapiebeendigung wegen Verschlechterung.

Einschränkend muss gesagt werden, dass natürlich die meisten Studienteilnehmer mehrere Diagnosen zu Studienbeginn hatten (Erwachsene im Mittel 2,8 ± 1,1 Diagnosen, Kinder 2,3 ± 1,0 Diagnosen) und nicht notwendigerweise die primär genannte Diagnose den Ausschlag für die Beendigung, respektive Fortsetzung der Therapie gegeben haben muss.

4.5.1 Beschwerdegradänderung unter homöopathischer Behandlung und unter sonstigen Therapien

Interessanterweise zeigen sich primär keine relevanten Unterschiede in den Änderungen der Beschwerdestärke und der Lebensqualität zwischen Patienten, die sich noch in homöopathischer Behandlung befinden und solchen, die die homöopathische Behandlung abgebrochen haben.

Tab. 4.3: Änderung der Beschwerdestärke für die Subgruppen (Mittelwert ± SD), mod. nach [85].

	Studienbeginn	2 Jahre	8 Jahre	Veränderung nach 2 Jahren	Veränderung nach 8 Jahren
Erwachsene					
Beschwerdestärke					
Gesamt	6,2 ± 1,7	2,9 ± 2,2	2,7 ± 2,1	3,2 ± 2,4	3,5 ± 2,4
Noch in Behandlung	6,0 ± 1,6	2,6 ± 1,9	2,4 ± 1,9	3,4 ± 2,3	3,6 ± 2,2
Behandlung abgebrochen	6,2 ± 1,8	3,0 ± 2,3	2,8 ± 2,2	3,2 ± 2,4	3,4 ± 2,5
wegen Verbesserung	6,1 ± 1,8	2,3 ± 2,0	1,8 ± 1,6	3,8 ± 2,4	4,4 ± 2,2
wegen Verschlechterung	6,3 ± 1,7	3,6 ± 2,4	3,5 ± 2,3	2,7 ± 2,4	2,7 ± 2,5
ohne Therapiebezug	6,4 ± 1,7	3,1 ± 2,0	3,2 ± 2,2	3,3 ± 2,3	3,2 ± 2,6
Kinder					
Beschwerdestärke					
Gesamt	6,1 ± 1,8	2,2 ± 2,0	1,7 ± 1,9	3,9 ± 2,5	4,4 ± 2,6
Noch in Behandlung	6,1 ± 1,7	2,1 ± 1,9	1,8 ± 1,9	4,0 ± 2,4	4,3 ± 2,4
Behandlung abgebrochen	6,1 ± 1,8	2,2 ± 2,1	1,7 ± 1,9	3,9 ± 2,6	4,4 ± 2,6
wegen Verbesserung	6,1 ± 1,8	1,7 ± 1,8	1,1 ± 1,4	4,4 ± 2,5	5,0 ± 2,2
wegen Verschlechterung	6,0 ± 1,7	3,2 ± 2,3	2,8 ± 2,1	2,8 ± 2,6	3,2 ± 2,7
ohne Therapiebezug	6,3 ± 1,6	2,8 ± 2,2	3,1 ± 2,4	3,5 ± 2,7	3,2 ± 2,8

Analysiert man jedoch die Ergebnisse spezifisch nach dem Grund des Abbruches, so verändern sich die Relationen zwischen den einzelnen Subgruppen. Diejenigen, die wegen einer Besserung der Beschwerden die homöopathische Behandlung beendet hatten, zeigten die stärksten positiven Änderungen der initialen Beschwerden. Hingegen waren die Veränderungen der Beschwerdestärke am geringsten bei den Patienten, die die homöopathische Therapie wegen einer Verschlechterung beendet hatten. Patienten, die sich noch in homöopathischer Behandlung befanden, waren dazwischen angesiedelt, ähnlich wie Patienten, die ohne Bezug zum Therapieerfolg die homöopathische Therapie beendet hatten (s. Tab. 4.3 sowie Abb. 4.5 und 4.6).

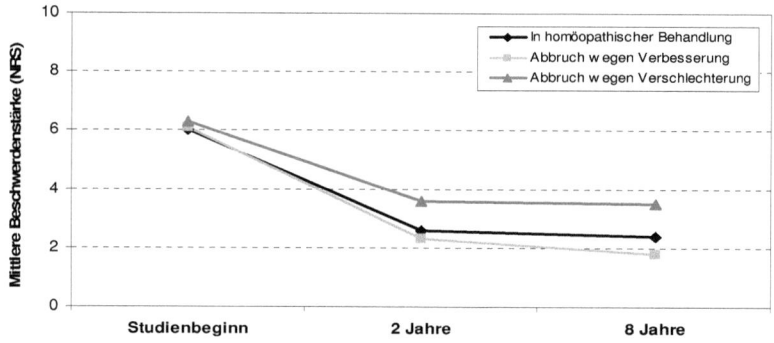

Abb. 4.5: Änderung der mittleren Beschwerdestärke für Erwachsene, dargestellt für die Subgruppen. Auf die Darstellung der Variabilitätsmaße wurde aus Gründen der Übersichtlichkeit verzichtet (s. Tab. 4.3 für SD).

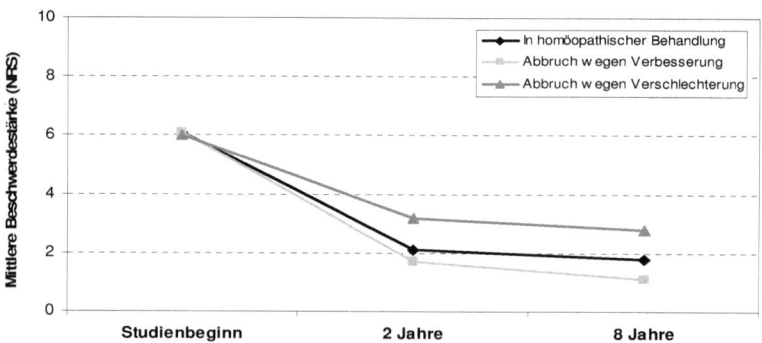

Abb. 4.6: Änderung der mittleren Beschwerdestärke für Kinder, dargestellt für die Subgruppen. Auf die Darstellung der Variabilitätsmaße wurde aus Gründen der Übersichtlichkeit verzichtet (s. Tab. 4.3 für SD).

Daher werden für die folgenden Analysen hauptsächlich die 3 größten Subgruppen: „Noch in homöopathischer Behandlung", „Abbruch wegen Verbesserung" und „Abbruch wegen Verschlechterung" betrachtet.

4.5.2 Änderung der Lebensqualität unter homöopathischer Behandlung und unter sonstigen Therapien

Analysiert man nun die Lebensqualität getrennt nach diesen Subgruppen (s. Tab. 4.4), zeigt sich ein vergleichbares Bild zur Beschwerdestärke.

Tab. 4.4: Änderung der Lebensqualität. Summenskalen für die Subgruppen skaliert auf SD zur Normalpopulation (Mittelwert± SD), mod. nach [85].

	Studienbeginn	2 Jahre	8 Jahre	Veränderung nach 2 Jahren	Veränderung nach 8 Jahren
Körperliche Summenskala					
Noch in Behandlung	-0,34 ± 0,92	0,16 ± 0,79	0,15 ± 0,81	0,48 ± 0,89	0,48 ± 0,95
Behandlung abgebrochen	-0,37 ± 0,39	0,04 ± 0,89	0,04 ± 0,93	0,41 ± 0,91	0,38 ± 1,02
wegen Verbesserung	-0,17 ± 1,38	0,38 ± 1,21	0,55 ± 1,15	0,55 ± 0,97	0,70 ± 1,00
wegen Verschlechterung	-0,53 ± 1,34	-0,19 ± 1,37	-0,30 ± 1,41	0,34 ± 0,87	0,19 ± 1,04
Psychische Summenskala					
Noch in Behandlung	-1,43 ± 1,44	-0,49 ± 1,19	-0,43 ± 1,17	0,89 ± 1,41	1,00 ± 1,52
Behandlung abgebrochen	-1,50 ± 1,43	-0,61 ± 1,24	-0,59 ± 1,31	0,86 ± 1,48	0,92 ± 1,51
wegen Verbesserung	-1,00 ± 1,24	-0,09 ± 1,23	0,03 ± 1,17	0,88 ± 1,35	1,00 ± 1,30
wegen Verschlechterung	-1,24 ± 1,28	-0,63 ± 1,24	-0,63 ± 1,32	0,62 ± 1,17	0,62 ± 1,21

Auf der körperlichen Summenskala zeigten sich die stärksten Verbesserungen nach 8 Jahren in der Subgruppe, die die homöopathische Behandlung wegen einer Verbesserung beendet hat (Effektstärke 0,48 (KI: 0,35 - 0,61; $p < 0,001$)), während die geringsten Verbesserungen in der Gruppe der Abbrecher wegen Verschlechterung zu sehen sind (Effektstärke 0,13 (KI: 0,01 - 0,26; $p < 0,001$)). Diese haben sich sogar im Vergleich zum Zeitpunkt nach 2 Jahren wieder etwas verschlechtert. Die Patienten, die sich noch in homöopathischer Behandlung befinden, liegen dazwischen. Die Unterschiede zwischen den Subgruppen bestanden bereits zu Studienbeginn und haben sich im Verlauf vergrößert (s. Abb. 4.7).

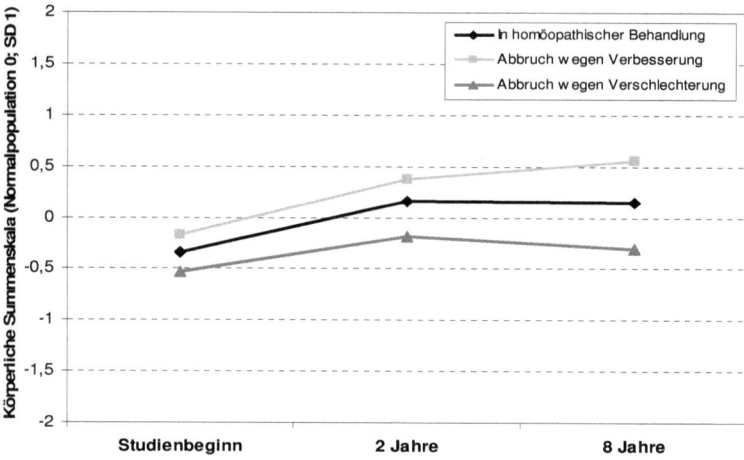

Abb. 4.7: Körperliche Summenskala skaliert auf SD zur Normalpopulation, getrennte Darstellung für die Subgruppen. Auf die Darstellung der Variabilitätsmaße wurde aus Gründen der Übersichtlichkeit verzichtet (s. Tab. 4.4 für SD).

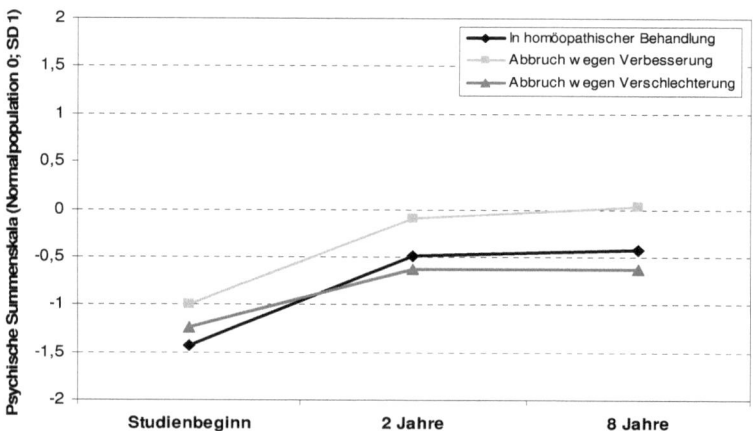

Abb. 4.8: Psychische Summenskala, skaliert auf SD zur Normalpopulation, getrennte Darstellung für die Subgruppen. Auf die Darstellung der Variabilitätsmaße wurde aus Gründen der Übersichtlichkeit verzichtet (s. Tab. 4.4 für SD).

Auf der psychischen Summenskala zeigen sich ebenfalls die stärksten positiven Änderungen für die Subgruppe, die die homöopathische Behandlung wegen einer Verbesserung der Beschwerden beendet hat (Effektstärke 0,80 (KI: 0,66 - 0,93; p < 0,001)). Auch hier schneiden die Patienten, die wegen einer Verschlechterung der Beschwerden die homöopathische Therapie beendet haben, am schlechtesten ab (Effektstärke 0,46 (KI: 0,34 - 0,58; p < 0,001)). Sie lagen zwar zu Studienbeginn etwas besser als die Patienten, die sich aktuell noch in homöopathischer Behandlung befinden, haben sich aber nach 2 Jahren homöopathischer Therapie am wenigsten gebessert und nun nach 8 Jahren sogar wieder etwas verschlechtert. Die Patienten, die sich noch in homöopathischer Behandlung befinden, haben eine vergleichbare positive Entwickelung der psychischen Lebensqualität wie die Subgruppe der Abbrecher wegen Verbesserung (s. Abb. 4.8).

4.6 Inanspruchnahme anderer Therapien

4.6.1 Besuch komplementärmedizinischer Therapeuten

Für die Konsultation anderer komplementärmedizinischen Therapeuten während der letzten 5 Jahre vor Erhebung des Follow-Up ergab sich folgendes Bild: Komplementärmedizinische Therapeuten – darunter zählen Ärzte für Naturheilverfahren, Ärzte für Anthroposophische Medizin, Ärzte für Traditionelle Chinesische Medizin sowie Heilpraktiker – wurden insgesamt von 1118 Patienten (41,1%) besucht [85], etwas häufiger von Erwachsenen (n = 831; 43,7%) als von Kindern (n = 287; 35,0%). Am häufigsten wurden Ärzte für Naturheilverfahren (von 630 Patienten; 23,1%) in Anspruch genommen, gefolgt von Heilpraktikern (n = 507; 18,6%) und Ärzten für Traditionelle Chinesische Medizin (n = 258; 9,5%). Insgesamt wurden die komplementärmedizinischen Therapeuten häufiger von Patienten besucht, die sich noch in homöopathischer Behandlung befinden (n = 424; 47,3%), als von solchen die die Therapie abgebrochen haben (n = 693; 38,7%; p < 0,001), dies gilt insbesondere für die Ärzte für Naturheilverfahren (n = 257 (28,7%) zu n = 372 (20,8%); p < 0,001 und Heilpraktiker (n = 199 (22,2%) zu n = 307 (17,2%); p < 0,001) (s. Tab. 4.5).

Tab. 4.5: Konsultation komplementärmedizinischer Ärzte in den letzten 5 Jahren, Mehrfachnennungen möglich (Werte sind absolute Zahlen oder Prozentwerte).

	Noch in Behandlung n (%)	Behandlung abgebrochen n (%)		
		Gesamt	wegen Verbesserung	wegen Verschlechterung
Erwachsene				
Arzt für:				
Naturheilverfahren	204 (31%)##	249 (21,5%)	75 (18,4%)*	141 (25,6%)
TCM	87 (13,2%)	140 (12,1%)	36 (8,8%)*	87 (15,8%)
Anthrop. Medizin	39 (5,9%)#	36 (3,1%)	8 (2,0%)*	25 (4,5%)
Heilpraktiker	154 (23,4%)#	223 (19,3%)	56 (13,8%)**	129 (23,5%)
Kinder				
Arzt für:				
Naturheilverfahren	53 (26,1%)	123 (21,1%)	75 (20,1%)	33 (24,3%)
TCM	7 (3,4%)##	24 (4,1%)	9 (2,4%)**	14 (10,3%)
Anthrop. Medizin	10 (4,9%)	19 (3,3%)	15 (4,0%)	3 (2,2%)
Heilpraktiker	45 (22,2%)	84 (14,4%)	46 (12,3%)	24 (17,6%)

p-Werte explorativ: Signifikanter Unterschied zwischen „Noch in Behandlung" und „Behandlung abgebrochen": #p<0,05; ##p<0,001.
Signifikanter Unterschied zwischen Abbruch wegen „Verbesserung" und „Verschlechterung": *p<0,05; **p<0,001.

In der Subgruppenanalyse nach Abbruchgrund zeigt sich, dass komplementärmedizinische Therapeuten signifikant häufiger von Patienten, die wegen einer Verschlechterung die homöopathische Therapie beendeten hatten (n = 338 (49,8%) zu n = 253 (32,4%); p < 0,001), besucht wurden. Während dies bei Erwachsenen für alle komplementärmedizinischen Therapeuten der Fall war, bestand bei den Kindern nur ein signifikanter Unterschied für den Besuch eines Arztes für TCM (n = 14 (10,3%) zu n = 9 (2,4%); p < 0,001).

4.6.2 Komplementärmedizinische Therapieverfahren

In dem gleichen Zeitraum wurden von 821 Erwachsenen (43,1%) und 142 Kindern (17,3%) mindestens ein oder auch mehrere (bis zu 6) komplementärmedizinische Therapieverfahren wahrgenommen. Insgesamt wurden 16 verschiedene Therapieverfahren genannt, welche nach den in den Methoden genannten Zuordnungen in Akupunktur, Entspannungstherapieverfahren, energetische Therapieverfahren,

Bewegungstherapieverfahren, manuelle Therapieverfahren und nicht-homöopathische medikamentöse Therapieverfahren zusammengefasst wurden. Das mit Abstand am häufigsten verwendete komplementärmedizinische Therapieverfahren war die Akupunktur mit insgesamt 440 Anwendern (402 Erwachsene und 38 Kinder), gefolgt von den Bewegungsverfahren mit 260 Anwendern (249 / 11), davon alleine 191 Anwender von Yoga (181 / 10). Die dritthäufigsten Anwendungen waren die energetischen Therapieverfahren, die von 188 Erwachsenen und 56 Kindern wahrgenommen wurden, darunter 120 Anwender von Bioresonanz als häufigst genanntes energetisches Verfahren. Danach folgten die Entspannungsverfahren, die manuellen Therapieverfahren und als letztes mit 66 Anwendern (60 / 6) die medikamentösen Verfahren mit Phytotherapie, Anthroposophie und TCM [85].

Tab. 4.6: Anwendung komplementärmedizinischer Therapien in den letzten 5 Jahren, Mehrfachnennungen möglich (Werte sind absolute Zahlen oder Prozentwerte), mod. nach [85].

	Noch in Behandlung n (%)	Behandlung abgebrochen n (%)		
		Gesamt	Wegen Verbesserung	Wegen Verschlechterung
Erwachsene				
Therapieverfahren				
Entspannung	56 (8,3%)	120 (10,1%)	37 (8,9%)	65 (11,5%)
Energetisch	68 (10,0%)	120 (10,1%)	31 (7,5%)*	80 (14,5%)
Bewegung	109 (16,1%)#	140 (11,8%)	41 (9,9%)	68 (12,0%)
Medikamentös	15 (2,2%)	43 (3,8%)	7 (1,7%)*	31 (5,5%)
Manuell	53 (7,8%)#	55 (4,6%)	14 (3,4%)	28 (4,9%)
Akupunktur	155 (22,9%)	247 (20,8%)	55 (13,2%)**	157 (27,7%)
Kinder				
Therapieverfahren				
Entspannung	2 (0,9%)	11 (1,8%)	7 (1,9%)	4 (2,8%)
Energetisch	20 (9,1%)	36 (6,0%)	16 (4,2%)*	15 (10,6%)
Bewegung	6 (2,7%)#	5 (0,8%)	2 (0,5%)	2 (1,4%)
Medikamentös	2 (0,9%)	3 (0,5%)	2 (0,5%)	1 (0,7%)
Manuell	9 (4,1%)#	7 (1,2%)	3 (0,8%)	3 (2,1%)
Akupunktur	8 (3,7%)	30 (5,0%)	10 (2,6%)**	17 (12,1%)

p-Werte explorativ: Signifikanter Unterschied zwischen „Noch in Behandlung" und „Behandlung abgebrochen": #p<0,05. Signifikanter Unterschied zwischen Abbruch wegen „Verbesserung" und „Verschlechterung": *p<0,05; **p<0,001.

Es zeigen sich allerdings subgruppenspezifische Unterschiede in der Inanspruchnahme der verschiedenen komplementärmedizinischen Verfahren. Während Entspannungsverfahren, energetische und medikamentöse Verfahren sowie Akupunktur eher von Patienten in Anspruch genommen wurden, die die homöopathische Therapie wegen Verschlechterung beendet hatten, wurden manuelle und Bewegungsverfahren eher von Patienten, die sich noch in homöopathischer Therapie befinden, angewendet. Diese Unterschiede waren außer für die medikamentösen Therapieverfahren bei Kindern signifikant (s. Tab. 4.6).

4.6.3 Konventionelle medikamentöse Therapie

Insgesamt nahmen nach 8 Jahren noch 1035 Patienten (38%) konventionelle, Medikamente ein, darunter 881 Erwachsene (46,3%) und 154 Kinder (18,8%) [85]. Zwar ist somit der Medikamentengebrauch im Vergleich zum Studienbeginn (45%) geringer geworden, verglichen mit der Medikamenteneinnahme nach 2 Jahren (31,8% der Erwachsenen, n ≈ 828 und 14,2% Kinder n ≈ 152) (s. [76]) hat diese jedoch wieder zugenommen.

Tab. 4.7: Patienten, die konventionelle Medikamente einnehmen (Werte sind absolute Zahlen oder Prozentwerte).

		Studienbeginn	2 Jahre	8 Jahre
Erwachsene				
Gesamt	(n = 2603)	1318 (50,2%)	828 (31,8%)	881 (33,8%)
Noch in Behandlung	(n = 678)			255 (37,6%)*
Behandlung abgebrochen	(n = 1190)			625 (52,5%)
Kinder				
Gesamt	(n = 1074)	340 (31,7%)	152 (14,2%)	154 (14,3%)
Noch in Behandlung	(n = 219)			40 (18,3%)
Behandlung abgebrochen	(n = 599)			114 (19,0%)
Gesamt				
Gesamt	(n = 3677)	1658 (45,0%)	980 (26,7%)	1035 (28,1%)
Noch in Behandlung	(n = 897)			295 (32,9%)*
Behandlung abgebrochen	(n = 1789)			739 (41,3%)

Signifikanter Unterschied zwischen „Noch in Behandlung" und „Behandlung abgebrochen": *p<0,001.

Dabei wurden konventionelle schulmedizinische Medikamente vermehrt von Patienten verwendet, die die homöopathische Behandlung abgebrochen haben (n = 739; 41,3%), als von Patienten, die sich noch in homöopathischer Behandlung befinden (n = 295; 32,9%; p < 0,001). Dies gilt insbesondere für Erwachsene (n = 625 (52,5%) zu n = 255 (37,6%); p < 0,001); bei den Kindern unterscheiden sich die Subgruppen „Abbruch der homöopathischen Therapie" und „noch in homöopathischer Behandlung" nicht signifikant (s. Tab. 4.7).

4.7 Gesamtzufriedenheit

Insgesamt waren 731 Erwachsene (38,4%) und 342 Kinder (41,8%) „sehr zufrieden" mit der homöopathischen Behandlung, im Gegensatz dazu waren nur 246 Erwachsene (12,9%) und 84 Kinder (10,3%) „ziemlich unzufrieden" [85]. Zur weiteren Analyse wurden 2 Kategorien „zufrieden mit der Behandlung" und „unzufrieden mit der Behandlung" gebildet, wobei die Antworten „sehr zufrieden" und „weitgehend zufrieden" als zufrieden und die Antworten „leidlich zufrieden", „ziemlich unzufrieden" und „keine Angabe" als unzufrieden mit der Behandlung zusammengefasst wurden. Diese wurden dann einer Subgruppenanalyse unterzogen.

Hier zeigt sich, dass unter den Patienten, die sich noch in homöopathischer Behandlung befinden, 645 Erwachsene (95,1%) und 206 Kinder (94,1%) mit Behandlung zufrieden sind, während unter den Therapieabbrechern deutlich mehr Patienten (332 Erwachsene (29,3%) und 99 Kinder (17,6%); p jeweils < 0,001) mit der Behandlung unzufrieden waren. Betrachtet man diese nun nach dem Grund ihres Abbruches, zeigt sich, dass 92% der Erwachsenen (n = 383), die wegen Verbesserung abgebrochen hatten, mit der Behandlung zufrieden waren, während es bei denen, die die homöopathische Therapie wegen Verschlechterung abgebrochen hatten, nur etwas mehr als die Hälfte (n = 289, 51%; p < 0,001) war. In der Subgruppe „Abbruch ohne Bezug zum Therapieerfolg" waren 130 Erwachsene (86,1%) mit der Behandlung zufrieden. Für die Kinder zeigten sich ganz ähnliche Werte (s. Tab. 4.8).

Tab. 4.8: Gesamtzufriedenheit für die Subgruppen (Werte sind absolute Zahlen oder Prozentwerte).

	Erwachsene n (%)				Kinder n (%)			
	Zufrieden		Unzufrieden		Zufrieden		Unzufrieden	
Noch in Behandlung	645	(95,1%)#	33	(4,9%)	206	(94,1%)#	13	(5,9%)
Behandlung abgebrochen	802	(70,7%)	332	(29,3%)	463	(82,4%)	99	(17,6%)
Wegen Verbesserung	383	(92,1%)*	33	(7,9%)	356	(94,2%)*	22	(5,8%)
Wegen Verschlechterung	289	(51,0%)	278	(49,0%)	72	(51,1%)	69	(48,9%)
kein Bezug zum Therapieerfolg	130	(86,1%)	21	(13,9%)	35	(81,4%)	8	(18,6%)
Gesamte Studienpopulation	1491	(56, 6%)	1144	(43,4%)	702	(65,4%)	372	(34,6%)

p-Werte explorativ: Signifikanter Unterschied zwischen „Noch in Behandlung" und „Behandlung abgebrochen": #p<0,001.
Signifikanter Unterschied zwischen Abbruch wegen „Verbesserung" und „Verschlechterung": *p<0,001.

Entsprechend der mehrheitlichen Zufriedenheit mit der homöopathischen Behandlung würden die meisten Patienten für die behandelten Beschwerden Homöopathie wieder verwenden und sogar vermehrt für andere Erkrankungen. Sie würden Freunden mit ähnlichen Beschwerden empfehlen, sich homöopathisch behandeln zu lassen und halten das homöopathische Therapiekonzept zum Großteil für logisch (nachvollziehbar), wobei dieser Anteil bei Kindern etwas kleiner ist (s. Tab. 4.9) [85].

Tab. 4.9: Patienteneinschätzungen der homöopathischen Behandlung (jeweils auf einer Likert-Skala von 0 = „auf keinen Fall" zu 10 = „auf jeden Fall" beurteilt (Mittelwert ± SD) mod. nach [85].

	Erwachsene	Kinder
"Ich würde die Beschwerden wieder homöopathisch behandeln lassen"	7,5 ± 3,2	7,7 ± 3,0
"Ich würde einem guten Bekannten die Homöopathie empfehlen"	7,7 ± 3,0	7,8 ± 2,9
"Ich würde auch andere Beschwerden homöopathisch behandeln lassen"	8,2 ± 2,6	8,0 ± 2,5
"Mir erscheint die homöopathische Behandlung logisch (nachvollziehbar)"	7,3 ± 2,8	6,5 ± 2,8

4.8 Prädiktoren für eine klinisch relevante Verbesserung

Eine klinisch relevante Verbesserung wurde wie folgt definiert: Besserung der Beschwerdestärke um 2 Punkte oder mehr, entsprechend einer SD der initialen Beschwerdestärke und sie konnte für 1283 Erwachsene (67,4% der Respondenten entsprechend 48,7% der Studienpopulation) und 655 Kinder (80,0% / 61,0%) beobachtet werden. Über eine Rückwärtsselektion (backward selection) in einem logistischen Regressionsmodell zeigte sich, dass sich der Gesundheitszustand von Frauen eher als der von Männern bessert, genauso wie der von Kindern im Vergleich zu Erwachsenen. Patienten, die gleichzeitig andere komplementärmedizinische Verfahren anwendeten oder konventionelle Medikamente einnehmen, hatten eine geringere Chance sich relevant zu bessern, ebenso wie jene, die an Allergien, allergischer Rhinitis oder Kopfschmerzen leiden. Im Gegensatz dazu war die Diagnose „rezidivierende Infekte" ein positiver Prädiktor für ein besseres Outcome (s. Tab. 4.10) [85].

Tab. 4.10: Prädiktoren für eine klinisch relevante Verbesserung (Besserung der Beschwerdestärke ≥ 2 Punkte) über Rückwärtsselektion in einem logistischen Regressionsmodell, mod. nach [85].

Prädiktor	Odds Ratio (KI)	p-Werte
Mittlere Beschwerdestärke zu Studienbeginn (pro Punkt auf NRS)	1,74 (1,63 - 1,85)	< 0,001
Alter (jeweils 10 Jahre)	0,83 (0,78 - 0,88)	< 0,001
Männer (gegenüber Frauen)	0,73 (0,59 - 0,89)	0,003
Weitere nicht-homöopathische Begleitmedikation	0,46 (0,37 - 0,56)	< 0,001
Zusätzliche Behandlung beim Heilpraktiker	0,72 (0,57 - 0,90)	0,003
Zusätzliche Behandlung: Schröpfen	0,46 (0,23 - 0,91)	0,025
Zusätzliche Behandlung: Osteopathie	0,63 (0,38 - 1,06)	0,081
Diagnose: Allergie (ICD9: 995.3)	0,63 (0,43 - 0,91)	0,014
Diagnose: Allergische Rhinitis (ICD9: 477.9)	0,66 (0,47 - 0,92)	0,013
Diagnose: Kopfschmerzen (ICD9: 784.0)	0,68 (0,48 - 0,97)	0,033
Diagnose: Rezidivierende Infekte (ICD9: 796.6)	1,60 (1,09 - 2,34)	0,016

5 Diskussion

Ziel dieser Studie war es, das langfristige Outcome von Patienten zu untersuchen, die sich zwischen September 1997 und Dezember 1999 erstmalig in homöopathische Behandlung begeben hatten. Es konnte gezeigt werden, dass die Beschwerden, wegen derer der Studieneinschluss erfolgt war, sich sowohl auf körperlicher als auch auf psychischer Ebene im Beobachtungszeitraum deutlich gebessert hatten. Diese Besserungen, die zum Großteil bereits nach 2 Jahren eingetreten waren, bestanden auch nach 8 Jahren fort. Sie sind umso ausgeprägter je stärker die Beschwerden bei Studienbeginn waren und waren alters- und geschlechtsabhängig. Junge Patienten und Frauen zeigten eher eine klinisch relevante Besserung. Des Weiteren wurden patienten- bzw. praxisrelevante Endpunkte wie die Lebensqualität sowie das Patientenverhalten im deutschen Medizinsystem untersucht, um darauf aufbauend weiterführende, analytische Studien zu entwickeln.

5.1 Vor- und Nachteile des gewählten Studiendesign

Die Stärke dieser Studie liegt in der großen Studienpopulation, dem langen Beobachtungszeitraum und darin, dass mit den 103 Studienärzten mehr als 2% aller deutschen Ärzte mit der Zusatzbezeichnung Homöopathie teilnahmen. Dadurch wurde eine gute Darstellung der Alltagsversorgung in den homöopathischen Arztpraxen Deutschlands ermöglicht. Des Weiteren macht die Verwendung von standardisierten Messinstrumenten zum Outcome diese Studie eher mit anderen Studien vergleichbar.

Im Sinne einer möglichst realistischen Abbildung der homöopathischen Alltagsversorgung wurden Patienten mit unterschiedlichen Diagnosen in die Studie eingeschlossen. Daher konnten keine diagnosespezifischen Messinstrumente verwendet werden. Für eine spezifische aber auch generalisierbare Einschätzung der Beschwerden wurde eine numerische Ratingskala (NRS) verwendet. Sie ist ein weit verbreitetes und validiertes Messinstrument [78], das auch einen Vergleich unterschiedlicher Diagnosen

erlaubt. Auch die Verwendung des SF-36 als häufig verwendetes Instrument zur Messung der Lebensqualität [79] diente der Vergleichbarkeit [76,77,85]. Des Weiteren durften die Studienteilnehmer zusätzlich konventionelle und komplementärmedizinische Therapien in Anspruch nehmen. Daraus resultiert natürlich, dass die beobachteten Behandlungseffekte nicht alleine der homöopathischen Behandlung zugeordnet werden können.
Aufgrund des gewählten Studiendesigns ist die Aussagekraft der Ergebnisse limitiert. So kann keine Aussage darüber getroffen werden, welche Mechanismen oder Interventionen die hier beobachteten Effekte bewirkt haben. Neben einer systematischen Überschätzung der Effektgrößen (diese sind in Gruppenvergleichen in der Regel kleiner) [86], müssen dafür auch Regression-to-mean- und Placeboeffekte mitverantwortlich gemacht werden. Diese sind aufgrund der fehlenden Kontrollgruppe schwer zu quantifizieren. Des Weiteren liegt eine gewisse Patientenselektion vor, da sich die Patienten einer homöopathischen Arztpraxis bezüglich der behandelten Diagnosen und der soziodemographischen Daten von den Patienten einer konventionellen Arztpraxis unterscheiden [87].
Die Einflüsse der hier genannten Limitationen werden im Folgenden diskutiert.

5.1.1 Response nach 8 Jahren

Von den insgesamt 3.981 Patienten der initialen Studienpopulation waren 1130 Kinder und 2851 Erwachsene, davon 71% Frauen [77]. Ebenso wie andere Untersuchungen zeigt auch diese, dass Frauen mittleren Alters mit guter Bildung zu den typischen Nutzern komplementärmedizinischer Verfahren zählen, siehe z.B. [10,42]. Für die Studienaufnahme gab es keine Einschränkungen bei den Diagnosen oder Beschwerden. Dabei handelte es sich größtenteils um chronische Diagnosen (79% aller behandelten Diagnosen), auch dies korreliert gut mit anderen Outcome-Studien zur Homöopathie [73,74,88–90]. Somit kann das Studienkollektiv als recht repräsentative Stichprobe für das typische Patientengut einer homöopathischen Praxis in Deutschland gewertet werden. Auch nach 8 Jahren unterschied sich die untersuchte Teilmenge der Respondenten (n = 2722) nur unwesentlich vom Gesamtkollektiv. Neben einer weiteren Überrepräsentation von Frauen (72,9%) hatten signifikant mehr

Respondenten als Nichtrespondenten ein starkes Vertrauen in die Homöopathie. Somit könnte das Vertrauen in die Homöopathie und der Wunsch diese Therapierichtung zu unterstützen eine Motivation gewesen sein, das 8-Jahre Follow-Up zu beantworten. Patienten, die eher ein geringes Vertrauen in die Homöopathie hatten, haben eher nicht geantwortet, ebenso wie Patienten, die an Asthma (Erwachsene) oder Kopfschmerzen (Kinder) leiden – für letztere Diagnose konnte kein relevanter Beschwerderückgang unter homöopathischer Therapie beobachtet werden ($p < 0,001$) und sie konnte als negativer Prädiktor identifiziert werden (Odds Ratio: 0,68 (KI: 0,48 - 0,97; $p = 0,033$)). Dies könnte die Ergebnisse etwas zu Gunsten eines positiven Outcome verzerrt haben.

Andere wichtige Kriterien wie Alter oder Beschwerdestärke zu Studienbeginn waren zwischen Respondenten und Nichtrespondenten vergleichbar, so dass die hier untersuchte Teilmenge weiterhin als recht repräsentative Stichprobe für die Alltagsversorgung in homöopathischen Arztpraxen einzuschätzen ist.

5.1.2 Regression-to-mean-Effekt

Der Regression-to-mean-Effekt ist ein statistisches Phänomen, das dann auftritt, wenn extreme Messwerte im Verlauf einer Studie sich dem Mittelwert angleichen. Dabei kann eine natürliche Varianz der Messwerte als erfolgreiche therapeutische Intervention fehl gedeutet werden. Dieses Phänomen ist umso größer, je extremer der untersuchte Parameter vom Durchschnitt abweicht [91]. Die initiale Beschwerdestärke war der stärkste Prädiktor für eine klinisch relevante Besserung (Odds Ratio: 1,74 (KI: 1,63 - 1,85; $p < 0,001$), pro Punkt auf der NRS), d.h. je stärker die Beschwerden zu Beginn waren, umso größer ist die Aussicht auf Besserung. Daher sind ein Teil der beobachteten Effekte sicherlich Regression-to-mean-Effekte, ihre Größe kann jedoch nur in kontrollierten Studien evaluiert werden und eine Kontrollgruppe lag in dieser Studie nicht vor.

5.1.3 Placeboeffekt

Der Placeboeffekt wird vor allem im Zusammenhang mit der Homöopathie sehr kontrovers diskutiert [57,58,60]. Vor allem in der Abschätzung der Wirksamkeit homöopathischer Medikamente wird ihm eine große Bedeutung zugeschrieben. In der bis dato letzten großen Metaanalyse von 110 RCTs zur Wirksamkeit homöopathischer Medikamente kommen Shang et al. [60] zu dem Schluss, dass „die klinischen Effekte der Homöopathie Placeboeffekte sind", während Patienten, die eine konventionelle medikamentöse Therapie erhalten, einen deutlichen Vorteil gegenüber Placebo hätten, von dieser zu profitieren. Allerdings verglichen die Autoren aus 21 qualitativ hochwertigen Studien zur Homöopathie nur 8 homöopathische und 6 konventionelle Studien mit hohen Fallzahlen. Aufgrund der von Shang et al. verwendeten statistischen Methoden wurden von Lüdtke et al. [63] Re-Analysen mit sämtlichen 21 Studien durchgeführt. Hier zeigte sich ein positiver Effekt der homöopathischen Medikamente gegenüber Placebo (Odds Ratio 0,76 (KI: 0,59 - 0,99; $p = 0,039$)). Dieser positive Effekt vermindert sich jedoch sukzessiv, wenn die Anzahl der analysierten Studien mit Bezug auf die Größe der Studienpopulation verringert wurde.

Des Weiteren scheinen die Effekte homöopathische Medikamente auch abhängig von den therapierten Diagnosen zu sein: Während für kindlichen Durchfall [65–67], allergischer Rhinitis, Erkältungskrankheiten, postoperativer Ikterus und Fibromyalgie in RCTs ein Effekt homöopathischer Therapie über Placeboeffekt eher möglich zu sein scheint [55], zeigen andere Indikationen, wie z.B. bei Kopfschmerzen und Migräne [68,69] oder der Behandlung von Warzen eine negative Evidenz [55]. Es ist somit noch nicht abschließend geklärt, ob homöopathische Medikamente eine Wirksamkeit besitzen, die über einen Placeboeffekt hinausgeht.

Der Placeboeffekt ist in randomisierten kontrollierten Studien (RCTs) homöopathischer Arzneimittel nicht stärker als in konventionellen RCTs [92]. Die Größe seiner Effekte wird unterschiedlich eingeschätzt. Er soll z.B. in RCTs zu funktionellen Störungen bis zu 40% betragen und um die 30% in RCTs zu Depressionen oder bipolaren Störungen [93] Hingegen halten Hróbjartsson et al. [94] die Größe des Placeboeffektes in klinischen Studien für stark überschätzt. Sie analysierten 156 Studien, in denen es einen Placeboarm und einen Kontrollarm ohne Intervention gab, und konnten nur für wenige Indikationen (Angst und Schmerz) einen Effekt des Placebos finden, der geringfügig über eine nicht-medikamentöse Intervention (Patienten-Therapeuten-Interaktion) hinausging.

Thomas [95] konnte in einer Studie mit 3348 Patienten zeigen, wie wichtig die Patienten-Therapeuten-Interaktion für den Placeboeffekt ist. Von diesen Patienten, bei denen keine eindeutige Diagnose für ihre Beschwerden bestand, berichteten 64% von großen Verbesserungen nach positiver ärztlicher Beratung, während nach negativ verstärkender Beratung lediglich 39% von einer Verbesserung berichteten. Diese Ergebnisse waren unabhängig von einer Placebogabe, die in beiden Gruppen zufällig erfolgte. Auch Di Blasi et al. [96] kommen in ihrem Review von 25 Studien über den Einfluss von Kontexteffekten auf das Outcome zu dem Schluss, dass eine positive Verstärkung der Erwartungen des Patienten bezüglich seiner Heilungs- respektive Krankheitsprognose signifikant das Outcome verbessert (gezeigt für 3 der Studien).
Enck et al. [93] beschreiben in ihrer Literaturübersicht die neurophysiologischen Grundlagen des Placeboeffektes und benennen Suggestion und Erwartung einerseits und Pawlowsche Konditionierung und Erfahrungslernen andererseits als die vermittelnden Mechanismen. Sie kommen jedoch zu dem Schluss, dass es noch kein plausibles Modell gäbe, die zu erwartende Stärke und Dauer eines Placeboeffektes für eine Studie vorherzusagen.

Placeboeffekte kommen sowohl in konventionellen wie auch in homöopathischen, in randomisierten kontrollierten Studien wie auch in Outcome-Studien vor; ihre Größe, Dauer und Bedeutung für die jeweilige Studie sind schwer zu evaluieren.
Die Größe des Placeboeffekts in der vorliegenden Studie kann somit schwer abgeschätzt werden. In einer homöopathischen Therapie kommt es zu einer intensiven, empathischen Patienten-Therapeuten-Interaktion. Die Gesamtheit der spezifischen, individuellen Beschwerden und Symptome wird erfasst und führt zur Wahl eines spezifischen Heilmittels. Ob die hier beobachteten starken Besserungen der Beschwerden „nur" dieser intensiven Patienten-Therapeuten-Interaktion gedankt sind oder ob auch ein Heileffekt durch die verabreichten homöopathischen Medikamente erfolgte, kann und sollte durch diese Studie nicht beantwortet werden. Ihr Vorteil hingegen liegt in der guten Übertragbarkeit der Ergebnisse auf die Realität (hohe externe Validität) [70].

5.1.4 Lebensqualität

Ein weiteres Ergebnis dieser Studie war, dass sich auch die Lebensqualität deutlich verbesserte. Es besteht die Möglichkeit, dass die Verbesserung sogar noch stärker sein könnte als dargestellt. Der MOS SF-36-Fragebogen neigt dazu, als generisches Messinstrument diagnosespezifische Effektstärken eher zu unterschätzen. Vor allem wird er für die psychische Summenskala im Vergleich zum Duke Health Profile (DHP) als weniger sensitiv eingeschätzt [97].
Die berichtete Verbesserung der Lebensqualität war für die psychische Summenskala ausgeprägter als für die körperliche, blieb jedoch für erstere unter dem bundesdeutschen Durchschnitt. Es ist unwahrscheinlich, dass ausschließlich Regression-to-mean-Effekte für die berichteten Verbesserungen verantwortlich sind, da der Summenwert für die körperliche Gesundheit sogar über dem bundesdeutschen Durchschnitt liegt.

Erneut konnte – wie schon in der initialen Studie – keine Verbesserung der Lebensqualität für Kinder und Jugendliche nachgewiesen werden. Der eingesetzte KINDL-Fragebogen ist vermutlich nicht sensitiv genug, um Änderungen der Lebensqualität von Kindern zu erfassen (vgl. [70]). Die Entscheidung, ihn dennoch einzusetzen, wurde aus Gründen der Vergleichbarkeit und Ermangelung geeigneter valider Alternativen zum Zeitpunkt der Planung des Follow-Up getroffen.

5.2 Subgruppenanalyse

Für die meisten Patienten besserte sich der Gesundheitszustand relevant und dauerhaft. Dabei zeigten sich interessanterweise nur geringe Unterschiede zwischen Patienten, die sich noch in homöopathischer Behandlung befinden und solchen, die die Behandlung abgebrochen haben. Differenziert man jedoch letztere nach den Gründen des Behandlungsabbruches, zeigen sich deutliche Unterschiede zwischen den Subgruppen: Während die Patienten, die wegen einer Besserung ihrer Beschwerden die homöopathische Behandlung beendet hatten, von den stärksten positiven Änderungen der initialen Beschwerden und der Lebensqualität berichteten, waren die Verbesserungen der

Beschwerdestärke und der Lebensqualität am geringsten bei jenen, die wegen einer Verschlechterung die homöopathische Therapie beendet hatten. Patienten, die sich noch in homöopathischer Behandlung befanden, waren dazwischen angesiedelt, ähnlich wie Patienten, die ohne Bezug zum Therapieerfolg, die homöopathische Therapie beendet hatten. Dies zeigt, dass unter homöopathischer Behandlung eine dauerhafte gesundheitliche Besserung von Patienten mit chronischen Beschwerden möglich ist, die auch nach Beendigung der Behandlung noch andauern kann.

5.2.1 Diagnosespezifische Unterschiede der Subgruppen

In den diagnosespezifischen Analysen konnten nur geringe Unterschiede zwischen den einzelnen Diagnosen gefunden werden. So wurden nur wenige Diagnosen als negative Prädiktoren für eine klinisch relevante Besserung ausgemacht, darunter „allergische Rhinitis", „Allergien" und „Spannungskopfschmerzen". Ein Therapieabbruch wegen Verschlechterung kam bei Kindern nur vermehrt bei den Diagnosen „Asthma" und „Neurodermitis" vor, während Schlafstörungen eher zu einer Therapiebeendigung wegen Verbesserung führten. Bei Erwachsenen bestanden nur signifikante Unterschiede für die Diagnose „rezidivierende Infekte", sie führte zu einer vermehrten Beendigung der homöopathischen Therapie wegen Verbesserung. Sie war auch die einzige Diagnose, die als positiver Prädiktor für eine klinisch relevante Besserung identifiziert werden konnte. Dies spricht dafür, dass die beobachteten Verbesserungen weitgehend von der Diagnose unabhängig sind und die Diagnosen somit nur geringen Einfluss auf das Outcome im Sinne einer Vermengung (confounding) hatten.

Die hier identifizierten Diagnosen für ein schlechteres Outcome oder einen Therapieabbruch wegen Verschlechterung im Sinne einer schlechten Wirksamkeit der homöopathischen Therapie korrelieren mit den Ergebnissen anderer Studien. Für Spannungskopfschmerzen besteht kein Vorteil einer homöopathischen Therapie gegen-über Placebo [55]. Auch für Asthma bei Kindern besteht kein Wirksamkeitsnachweis der homöopathischen Therapie gegenüber Placebo [6], ebenso wenig konnte bei Kindern mit Neurodermitis ein Vorteil der homöopathischen Therapie gegenüber konventioneller Behandlung nachgewiesen werden [98].

5.2.2 Inanspruchnahme anderer Therapien und Ärzte

Ungefähr 40% der Patienten haben in den letzten 5 Jahren einen anderen komplementärmedizinischen Therapeuten besucht, wobei Patienten, die die homöopathische Therapie wegen einer Verschlechterung abgebrochen haben, signifikant mehr die Hilfe anderer Therapeuten gesucht haben. Das gleiche gilt auch für die komplementärmedizinischen Therapien.

Patienten, die ein komplementärmedizinisches Therapieverfahren in Anspruch genommen haben, hatten ein schlechteres Outcome. Die Wahrnehmung eines anderen komplementärmedizinischen Therapieverfahrens konnte als negativer Prädiktor für eine klinisch relevante Besserung identifiziert werden. Dies soll nicht bedeuten, dass diese komplementärmedizinischen Therapien ineffektiv oder sogar schädlich gewesen wären. Vielmehr haben Patienten, bei denen die homöopathische Therapie nicht zufriedenstellend gewirkt hat, andere Therapieverfahren versucht.

5.2.3 Konventionelle medikamentöse Therapie

Der Gebrauch schulmedizinischer Medikamente (bei Studienanfang 45% aller Studienteilnehmer), der sich während der ersten 2 Jahre der Studie fast halbiert hatte (vgl. [76]), ist in den letzten 5 Jahren wieder etwas angestiegen. Der Anstieg der Medikamenteneinnahme war dabei deutlich höher bei den Patienten, die die homöopathische Behandlung abgebrochen haben. Ebenso konnte die Einnahme konventioneller Medikamente als stärkster negativer Prädiktor für eine klinisch relevante Besserung ausgemacht werden. Auch hier gilt das für die anderen komplementärmedizinischen Therapieverfahren Gesagte: Eine vermehrte Einnahme konventioneller Medikamente erfolgte eher daher, dass die Beschwerden sich nicht ausreichend gut unter homöopathischer Behandlung besserten. Dass sich die Beschwerden dieser Patienten dennoch langfristig deutlich und stark gebessert haben, könnte somit gerade einer vermehrten Einnahme konventioneller Medikamente gedankt sein und die hier festgestellte vermehrte Medikamenteneinnahme in dieser Subgruppe gut erklären. Insgesamt ist die Medikamenteneinnahme jedoch immer noch niedriger als zu Beginn der Studie.

5.2.4 Outcome der unterschiedlichen Subgruppen

Zusammenfassend kann gesagt werden, dass das beste Outcome bei den Patienten zu verzeichnen ist, die initial nicht an allergischer Rhinitis, Allergien und Spannungskopfschmerzen litten. Weiterhin haben sie nur selten andere Therapien konventioneller oder komplementärmedizinischer Art wahrgenommen und haben mittlerweile die homöopathische Therapie wegen einer klinisch relevanten Besserung ihrer Beschwerden beendet. 92% von ihnen sind mit der homöopathischen Behandlung zufrieden.

Eine gute Besserung konnte ebenfalls bei den Patienten beobachtet werden, die sich noch in homöopathischer Behandlung befinden. Sie nehmen alternative Therapien unterstützend wahr, auch wenn durch diese keine klinisch relevante Besserung der Beschwerden eintritt. Nach 8 Jahren homöopathischer Behandlung sind sie die zufriedenste Patientengruppe.

In der Gruppe der Patienten, die wegen einer Verschlechterung der Beschwerden die homöopathische Therapie abgebrochen haben, finden sich die geringsten Besserungen der initialen Beschwerden. Diese Patienten haben viele andere komplementärmedizinische Therapien und Therapeuten ausprobiert und nehmen mittlerweile wieder etwas vermehrt konventionelle Medikamente ein. Interessanterweise ist jedoch immer noch die Hälfte von ihnen trotz einer Verschlechterung ihrer Beschwerden mit der homöopathischen Therapie zufrieden.

5.3 Outcome im Vergleich mit der aktuellen Studienlage

Diese Outcome-Studie ist – soweit bekannt – die erste, die systematisch den Verlauf und die Ressourcen-Inanspruchnahme von Patienten unter homöopathischer Behandlung über einen so langen Zeitraum (1997 - 2006) und mit einer sehr hohen Follow-Up-Rate (73,2%) untersucht.

Güthlin et al. [88] führten in Deutschland eine Beobachtungsstudie bei 52 Homöopathen mit initial 933 Patienten durch, von denen 76% an chronischen Erkrankungen (Dauer länger als 6 Monate) litten. Es wurde nach 30 Monaten eine Follow-Up-Rate von etwas mehr als 50% erreicht. Das Diagnosespektrum war vergleichbar, es durften ebenfalls Begleittherapien wahrgenommen werden. Eine deutliche subjektive Besserung wurde von 39%, eine mittlere Besserung von 38% der Patienten angeben. Die Beschwerdestärke der Diagnosen wurde von den Ärzten auf einer symmetrischen 7-Punkte Likert-Skala im Verlauf beurteilt. Die durchschnittliche Verbesserung betrug 0,95 Punkte. Für die Verbesserung der Lebensqualität – ebenfalls mit dem SF-36 gemessen – konnten mit dieser Studie vergleichbare Effektstärken gefunden werden.

Ein Großteil der Outcome-Studien zur Homöopathie wurden in Großbritannien durchgeführt: Spence et al. [99] untersuchten insgesamt 6544 Patienten einer homöopathischen Hochschulambulanz über eine individuelle Zeitspanne von maximal 6 Jahren. Auch hier erstreckte sich das Diagnosespektrum hauptsächlich über chronische Erkrankungen. Die Beschwerden wurden ebenfalls auf einer symmetrischen 7-Punkte Likert-Skala gemessen. Im Follow-Up zum Zeitpunkt des individuellen Therapieabschlusses berichteten mehr als 50% der Patienten von relevanten Verbesserungen.

Clover et al. [73] beobachteten während eines Jahres insgesamt 1372 Patienten eines homöopathischen Krankenhauses und berichteten unter Verwendung einer symmetrischen 7-Punkte Likert-Skala von relevanten Verbesserungen unter homöopathischer Therapie bei 55% der Patienten.

Eine weitere Studie wurde ebenfalls in einem homöopathischen Krankenhauses des National Health Service von Richardson et al. [74] durchgeführt und kommt auf ähnliche Zahlen. Von den 1100 Patienten mit chronischen Erkrankungen berichten 60,3% von relevanten Verbesserungen ihrer Gesundheit.

Studien über die ambulante homöopathische Versorgung in Großbritannien wurden von Sevar und Treuherz beigesteuert. Während Sevar einmal 829 Patienten (2000) [89] und 5 Jahre später [90] noch mal 455 Patienten seiner eigenen Praxis beschreibt, berichtet Treuherz [100] von den ersten 500 konsekutiven Patienten, die er in dem Zeitraum von 1993 bis 1998 in einer Praxis für Allgemeinmedizin als Homöopath gesehen hat. Die Erkrankungen der Patienten waren hauptsächlich chronischer Natur, nichts desto trotz zeigten sich relevante Besserungsraten gemessen auf der GHHOS (Glasgow

Homeopathic Hospital Outcome Score) bei 56,6% [100] bzw. bis zu 61% [89,90] der Patienten.

Ähnliche Ergebnisse werden auch aus anderen Ländern Europas berichtet: Muscari-Tomaioli et al. [101] konnten in Italien in einer Studie mit 53 Patienten mit chronischen Kopfschmerzen bei 60% eine relevante Verbesserung der Beschwerden unter homöopathischer Behandlung notieren.

In einer longitudinalen Beobachtungsstudie im Krankenhaus von Lucca (Italien) über 7 Jahre beobachteten Rossi et al. [102] 1514 Patienten mit chronischen Erkrankungen. Bei einer Follow-Up-Rate von 44% berichtete die Hälfte dieser Patienten von relevanten Verbesserungen ihrer Gesundheit (entsprechend GHHOS +3 und +4).

In Norwegen konnte bei einer Studie mit initial 1097 Patienten und einer Follow-Up-Rate von 59,6% eine relevante Besserung bei 71% der Patienten gemessen werden. Nebenbei berichteten die Autoren von einer Reduktion der konventionellen Medikation von 39% auf 16% [75].

Auch van Wassenhoven [103] konnte in einer multizentrischen Studie in Belgien mit 80 Studienärzten und 782 Patienten relevante Besserungen der Gesundheit unter homöopathischer Therapie und eine Reduktion der konventionellen Medikation bei 52% der Patienten nachweisen. Ebenso berichten Richardson [74] und Sevar [90] in ihren Studien von einer relevanten Reduktion der konventionellen Medikation.

Die in dieser Studie beobachteten Besserungsraten – insgesamt berichteten zwei Drittel der Erwachsenen und vier Fünftel der Kinder von einer klinisch relevanten Besserung ihrer Beschwerden, 13% der Erwachsenen und 30% der Kinder hatten keine Symptome mehr – sowie die Reduktion der konventionellen Medikation korrelieren gut mit anderen Outcome-Studien zur Homöopathie [74,75,88,90,99,100,103].

5.4 Patientenzufriedenheit und deren Einfluss auf das Outcome

Insgesamt waren 56,6% der Erwachsenen und 65,4% der Kinder mit der homöopathischen Behandlung zufrieden. Die Subgruppenanalyse zeigt, dass die Zufriedenheit durchaus vom Outcome, d.h. der Besserung der initialen Beschwerden, abhängt. In den Subgruppen „noch in homöopathischer Behandlung" und „Abbruch wegen Verbesserung" lag die Rate der zufriedenen Patienten über 90%. Auch van Wassenhoven berichtet in seiner Beobachtungsstudie zur Homöopathie von einer hohen Zufriedenheit der Patienten, die signifikant von der Besserung der initialen Beschwerden abhing [103]. Dennoch scheinen die Patienten im gewissen Maße auch unabhängig vom Therapieerfolg mit der homöopathischen Behandlung zufrieden zu sein. In der Subgruppe „Abbruch ohne Bezug zum Therapieerfolg" waren noch über 80% der Patienten zufrieden mit der Behandlung. Sogar wenn die Behandlung wegen einer Verschlechterung der initialen Beschwerden abgebrochen wurde, waren immerhin noch mehr als die Hälfte der Patienten zufrieden mit der homöopathischen Behandlung. Was sind also die Gründe, dass Patienten mit einer Therapierichtung zufrieden sind und dies unabhängig vom Therapieerfolg?

Gründe dafür könnten unter anderem der ganzheitliche Ansatz und die intensive Arzt-Patienten-Beziehung sein [104], aber auch die wahrgenommene Kompetenz des Arztes. Anelli et al. [97] fanden eine klare Korrelation zwischen diesen Faktoren und der Zufriedenheit der Patienten. Sie beobachteten in einer Outcome-Studie mit 1025 Patienten, dass diese bezüglich der oben genannten Faktoren deutlich zufriedener mit Konsultationen beim homöopathischen Arzt (8,2 - 9,1 von 10 Punkten) als beim Allgemeinmediziner (5,8 - 7,3 von 10) waren. Bei letzterem wurde vor allem die eingeräumte Zeit während der Konsultation bemängelt. Patienten werten die Zeit, die ihnen Arzt in der Konsultation einräumt, als entscheidenden Faktor für die Güte der Arzt-Patienten-Beziehung. Weitere Faktoren, die zu einer hohen Patientenzufriedenheit führen, sind die Ausführlichkeit der Diagnosefindung, die Konzentration auf den Patienten, Empathie und wahrgenommene Kompetenz und letztendlich auch der therapeutische Erfolg, dieser aber nicht als entscheidendes Kriterium. Dabei führen die Patienten diese Faktoren nicht auf homöopathische Ausrichtung ihres Arztes zurück [105].

Di Blasi et al. [96] analysierten 25 randomisierte kontrollierte Studien, von denen 19 die Effekte der Erwartungshaltung auf das spätere Outcome untersuchten. Bei aller Diversität der Ergebnisse zeigt sich doch als relativ konsistenter Befund, dass Ärzte, die in einer warmen, freundlichen und beruhigenden Art und Weise mit ihren Patienten interagieren, effektiver sind als Ärzte, die in den Konsultationen eher formal und wenig empathisch sind und die Patienten bzgl. ihrer Beschwerden nicht beruhigen.

Dabei scheint Empathie besonders beim Erstkontakt zwischen Arzt und Patient wichtig zu sein. Bikker et al. [106] konnten in ihrer Studie mit 187 Patienten zeigen, dass Empathie wichtig für die Heilung ist. Je empathischer der Arzt in der Erstkonsultation war, desto größer war die Besserung der Beschwerden. Dabei soll Empathie zu einem gutem „Enablement" – der Befähigung mit einer Erkrankung umzugehen – führen. In den folgenden Konsultationen sei dann eine empathische Herangehensweise nicht mehr relevant für den Heilungsprozess.

Daran zeigt sich, dass eine Vielzahl von Effekten in den Heilungsprozess involviert ist. Diese Kontexteffekte sind z.B. die Erwartungshaltung des Patienten in die Therapie, aber auch das Gefühl des Angenommen- und Verstandenseins, welches maßgeblich von der Empathie des Arztes und der eingeräumten Zeit abhängt. Sie führen so zu mehr Zufriedenheit des Patienten. [96,105]. Ärztlicherseits ist die Überzeugung von der Wirksamkeit der homöopathischen Therapie ein wichtiger Faktor für eine glaubwürdige, positiv verstärkende Konsultation. Das Zusammenwirken dieser Faktoren kann beim Patienten neurophysiologisch vermittelte Reaktionen auf Körper und Gehirn hervorrufen und somit einen starken Einfluss auf den Heilungsprozess haben [93,107].
Auch wenn die Grundlagen von Heilungsprozessen insbesondere im Gebiet der Homöopathie nicht endgültig geklärt sind, lässt sich doch beobachten, dass Patienten mit chronischen Erkrankungen im Rahmen einer homöopathischen Therapie relevante gesundheitliche Verbesserungen erfahren können.

5.5 Schlussfolgerung

In dieser bislang größten deutschen Outcome-Studie zur Homöopathie konnte gezeigt werden, dass zwei Drittel der Patienten, die sich erstmalig in homöopathische Behandlung begeben hatten, trotz ihrer länger bestehenden chronischen und konventionell vorbehandelten Erkrankungen, von relevanten Besserungen ihrer Gesundheit auf körperlicher und psychischer Ebene berichteten, die auch über einen Zeitraum von mehr als 7 Jahren anhielten. Die zusätzliche Inanspruchnahme anderer komplementärmedizinischer Verfahren und Therapeuten brachte keinen weiteren gesundheitlichen Gewinn.

Allerdings erlaubt das Studiendesign keine Aussage darüber, welche Mechanismen oder Interventionen die hier beobachteten Effekte bewirkt haben. Ebenso kann aufgrund der fehlenden Kontrollgruppe die Größe der Placebo- und Kontexteffekte nicht abgeschätzt werden.

Dennoch sind diese Daten als gute Grundlage für die weitere Forschung zu sehen, welche sich dann mit der Wirksamkeit der Homöopathie bei häufig behandelten Erkrankungen beschäftigen sollte.

6 Zusammenfassung und Ausblick

Homöopathie erfreut sich in Deutschland wachsender Beliebtheit. Dies liegt einerseits an den der Homöopathie immanenten Faktoren, wie der ganzheitliche Ansatz, die systematisierte Erfassung sämtlicher den Patienten subjektiv belasteten Beschwerden und an der dafür notwendigen Empathie und Zuwendung von Seite der behandelnden Ärzte – Faktoren, welche zunehmend von Patienten gesucht werden. Andererseits sind viele Patienten – vor allem chronisch erkrankte – zunehmend unzufrieden mit den konventionellen Therapien. Dies mag an geringen Verbesserungsraten, aber auch an unerwünschten Arzneimittelwirkungen konventioneller Behandlungsschemata liegen.

Homöopathische Behandlungen erreichen auch in großen, multizentrischen Outcomestudien reproduzierbare Verbesserungen bei 50 - 70% der Patienten mit Großteils chronischen Erkrankungen. Die zugrundeliegenden Mechanismen sind noch nicht ganz verstanden. Unumstritten ist jedoch der Einfluss von Kontext- und Placeboeffekten in allen Bereichen, wo Heilung stattfindet.
Diese Placebo- und Kontexteffekte werden auch therapeutisch von Ärzten der Grundversorgung eingesetzt [108]. Die Bundesärztekammer empfiehlt mittlerweile zur Maximierung erwünschter Arzneimittelwirkungen und zur Reduktion von Kosten und unerwünschten Wirkungen von Medikamenten den vermehrten Einsatz von Placebopräparaten in der hausärztlichen Praxis [109].

Es stellt sich also die Frage, wieso die Diskussion über die Homöopathie so intensiv und teilweise dogmatisch geführt wird.
Eine Wirkung unter den Bedingungen der alltäglichen Praxis, kann nach aktueller Studienlage nicht bestritten werden. Der Wirksamkeitsnachweis von homöopathischen Präparaten gegenüber Placebo, scheint nach der stark kontrovers diskutierten Analyse von Shang et al. [60] eher zu ungunsten homöopathischer Präparate auszugehen, auch wenn es Anhalt für methodische Ungenauigkeiten dieser Metaanalyse gibt. [62,63].

Die grundsätzliche Frage nach dem vermittelnden Wirkungsmechanismus hochverdünnter homöopathischer Präparate auf molekularer oder submolekularer Ebene ist noch unbeantwortet. Es gibt jedoch eine zunehmende Evidenz, dass Wasser informierbar ist [51,52] und hochverdünnte Präparate einen Einfluss auf zelluläre Systeme haben können [54].

Der häufigste Vorwurf gegenüber der Homöopathie – die fehlende materielle Wirksubstanz der hochverdünnten Präparate und die daraus resultierende Konsequenz, dass alle beobachteten Verbesserungen unter homöopathischer Behandlung Placebowirkungen seien – ist vor dem hier diskutierten Hintergrund schwer haltbar und kein Argument gegen die Verwendung homöopathischer Präparate.

Homöopathische Alltagsversorgung hilft nicht nur vielen Patienten, die diese speziell suchen, sie kann auch helfen, Kosten im Gesundheitssystem zu verringern. Durch sie kann konventionelle Medikation reduziert werden. [74,90]. Des Weiteren sind die Kosten einer homöopathischen Behandlung im Vergleich zur hausärztlichen Versorgung zumindest in Belgien niedriger [103]. Prinzipiell lassen die Ergebnisse einer europäischen Gemeinschaftsstudie vermuten, „dass Konsultationen, in denen Raum für die Patienten – Beteiligungschance und Zeit – zur Verfügung steht, ressourcensparend sind" [110].

Vieles spricht somit für den Einsatz von Homöopathie in der Alltagsversorgung: sie hat gute nachgewiesene Besserungsraten, sie sorgt für eine hohe Patientenzufriedenheit, und wirkt möglicherweise Kosten reduzierend. Der Einsatz von Placeboeffekten wird von der Bundesärztekammer empfohlen und vielleicht gibt es auch eine zusätzliche Wirkung der verabreichten homöopathischen Medikation. Nach der aktuellen Studienlage kann dies zumindest nicht komplett verneint werden.

Auch wenn bislang der Wirksamkeitsnachweis für die Homöopathie noch nicht erbracht ist, so gibt es klare Hinweise auf den Nutzen der homöopathischen Therapie in der Versorgungsrealität. Auf dieser Basis sollten jetzt – wie von Willich [71] gefordert – zusätzliche gesundheitsökonomische Analysen zur Beurteilung der Kosten-Nutzen-Relation unter den Bedingungen des hiesigen Gesundheitssystems erfolgen. Weiterführende Studien sollten sich also vor dem Hintergrund ständig steigender Kosten im Gesundheitssystem nicht nur mit dem Wirksamkeits- und Wirkungsnachweis, sondern auch mit Kosten-Nutzen-Analysen der untersuchten Therapieverfahren beschäftigen.

7 Literaturverzeichnis

1   Thomas KJ, Nicholl JP, Coleman P. Use and expenditure on complementary medicine in England: a population based survey. Complement Ther Med, 2001; 9:2–11

2   Haltenhof H, Hesse B, Bühler KE. Beurteilung und Verbreitung komplementärmedizinischer Verfahren – eine Befragung von 793 Ärzten in Praxis und Klinik. [Evaluation and utilization of complementary medical procedures – a survey of 793 physicians in general practice and the clinic]. Gesundheitswesen, 1995; 57:192–5

3   Eisenberg DM, Davis RB, Ettner SL et al. Trends in alternative medicine use in the United States, 1990-1997: results of a follow-up national survey. JAMA, 1998; 280:1569–75

4   Witt CM. Komplementärmedizin: Weitere Forschung ist die Basis für Integration in die Versorgung. Dtsch Arztebl, 2009:1786–9

5   Girke M, Hoppe JD, Matthiessen PF et al. Medizin und Menschenbild. Das Verständnis des Menschen in Schul- und Komplementärmedizin ; mit 2 Tabellen, Köln, Dt. Ärzte-Verl., 2005

6   Fisher P, Ward A. Complementary medicine in Europe. BMJ, 1994; 309:107–11

7   Kessler RC, Davis RB, Foster DF et al. Long-term trends in the use of complementary and alternative medical therapies in the United States. Ann. Intern. Med., 2001; 135:262–8

8   Tindle HA, Davis RB, Phillips RS et al. Trends in use of complementary and alternative medicine by US adults: 1997-2002. Altern Ther Health Med; 11:42–9

9   Thomas K, Coleman P. Use of complementary or alternative medicine in a general population in Great Britain. Results from the National Omnibus survey. J Public Health (Oxf), 2004; 26:152–7

10 Härtel U, Volger E(. Inanspruchnahme und Akzeptanz klassischer Naturheilverfahren und alternativer Heilmethoden in Deutschland – Ergebnisse einer repräsentativen Bevölkerungsstudie. Forsch Komplementärmed Klass Naturheilkd; 2004:327–34

11 Jacobs J, Chapman EH, Crothers D. Patient characteristics and practice patterns of physicians using homeopathy. Arch Fam Med; 7:537–40

12 Eisenberg DM, Kessler RC, Foster C et al. Unconventional medicine in the United States. Prevalence, costs, and patterns of use. N. Engl. J. Med., 1993; 328:246–52

13 Hentschel C, Kohnen R, Hauser G et al. Entscheidung zur Komplementärrmedizin: sachorientiert oder irrational? Dtsch med Wochenschr, 1996; 121:1553–60

14 Zollman C, Vickers A. ABC of complementary medicine. Users and practitioners of complementary medicine. BMJ, 1999; 319:836–8

15 Groenewold M, Bücker B, Schoefer Y et al. The use of complementary alternative medicine (CAM) in 1 001 German adults: results of a population-based telephone survey. Gesundheitswesen, 2008; 70:29–36

16 Moebus S, Hirche H, Ose C et al. Results of an observational pilot study on the effects of nonconventional therapies – a pre/post comparison and cost-outcome analysis nonrandomized comparative clinical studies In: Abel U and Koch A, eds. Nonrandomized comparative clinical studies. 1. Aufl. Düsseldorf: Symposion Verlag, 1998:135–48

17 Reilly D. Comments on complementary and alternative medicine in Europe. J Altern Complement Med, 2001; 7 Suppl 1:23–31

18 Campion EW. Why unconventional medicine? N. Engl. J. Med., 1993; 328:282–3

19 Ong CK, Hog E, Bodeker G et al. Regional Overwiew: European Union In: Bodeker G, Ong CK and Grundy CBGSK, eds. WHO global atlas of traditional, complementary and alternative medicine. Kobe, Japan: World Health Organization Centre for Health Development, 2005:109–16

20 Jütte R. Samuel Hahnemann. Begründer der Homöopathie. Orig. -Ausg., 2. Aufl., München, Dt. Taschenbuch-Verl., 2005

21a Köhler G. Lehrbuch der Homöopathie, Grundlagen und Anwendung. 6., völlig neubearb. und erw. Aufl., Stuttgart, Hippokrates Verl., 1994:18

21b Köhler G. Lehrbuch der Homöopathie, Grundlagen und Anwendung. 6., völlig neubearb. und erw. Aufl., Stuttgart, Hippokrates Verl., 1994:31

21c Köhler G. Lehrbuch der Homöopathie, Grundlagen und Anwendung. 6., völlig neubearb. und erw. Aufl., Stuttgart, Hippokrates Verl., 1994:15

22 Hahnemann S. Versuch über ein neues Princip zur Auffindung der Heilkräfte der Arzneisubstanzen, nebst einigen Blicken auf die bisherigen In: Hufeland CW, ed. Hufelands Journal der practischen Arzneykunde. Jena: Akad. Buchh, 1796:391–439

23a Hahnemann S. Organon der Heilkunst. Aude sapere. 6. Aufl., 8. - 10,5. Tsd., Heidelberg, Haug, 1993:51

23b Hahnemann S. §153. Organon der Heilkunst. Aude sapere. 6. Aufl., 8. - 10,5. Tsd., Heidelberg, Haug, 1993:178–9

23c Hahnemann S. §120-141. Organon der Heilkunst. Aude sapere. 6. Aufl., 8. - 10,5. Tsd., Heidelberg, Haug, 1993:161–170

23d Hahnemann S. §269. Organon der Heilkunst. Aude sapere. 6. Aufl., 8. - 10,5. Tsd., Heidelberg, Haug, 1993:243–5

23e Hahnemann S. §270. Organon der Heilkunst. Aude sapere. 6. Aufl., 8. - 10,5. Tsd., Heidelberg, Haug, 1993:245–50

23f Hahnemann S. §9. Organon der Heilkunst. Aude sapere. 6. Aufl., 8. - 10,5. Tsd., Heidelberg, Haug, 1993:68

23g Hahnemann S. §12. Organon der Heilkunst. Aude sapere. 6. Aufl., 8. - 10,5. Tsd., Heidelberg, Haug, 1993:72–3

23h Hahnemann S. §16. Organon der Heilkunst. Aude sapere. 6. Aufl., 8. - 10,5. Tsd., Heidelberg, Haug, 1993:74

23i Hahnemann S. §22. Organon der Heilkunst. Aude sapere. 6. Aufl., 8. - 10,5. Tsd., Heidelberg, Haug, 1993:77–78

23j Hahnemann S. §63. Organon der Heilkunst. Aude sapere. 6. Aufl., 8. - 10,5. Tsd., Heidelberg, Haug, 1993:116–7

23k Hahnemann S. §64. Organon der Heilkunst. Aude sapere. 6. Aufl., 8. - 10,5. Tsd., Heidelberg, Haug, 1993:117

24 Pätzold C, Engst R, Pschyrembel W. Pschyrembel Wörterbuch Naturheilkunde und alternative Heilverfahren mit Homöopathie, Psychotherapie und Ernährungsmedizin. 2., überarb. Aufl., Berlin, de Gruyter, 2000

25 Schadewaldt H. Der Ähnlichkeitsgedanke bei Paracelsus. AHZ, 1972; 217:265–8

26 Schadewaldt H. Der Ähnlichkeitsgedanke bei Paracelsus. AHZ, 1973; 218:12–20

27 Gawlik W. Die homöopathische Anamnese. 2., durchges. Aufl., Stuttgart, Hippokrates-Verl., 2001

28 Kent JT. What is homeopathy? Homeopathic Physician, 1885:346–51

29 Jonas WB, Kaptchuk TJ, Linde K. A critical overview of homeopathy. Ann. Intern. Med., 2003; 138:393–9

30 Provings or homeopathic pathogenetic trials: European Committee for Homeopathy. (Accessed October 26, 2011 at http://www.homeopathyeurope.org/Research/provings/provings-or-homeopathic-pathogenetic-trials)

31 Teut M, Hirschberg U, Luedtke R et al. Protocol for a phase 1 homeopathic drug proving trial. Trials, 2010; 11:80

32 Hahnemann S. Die chronischen Krankheiten. Ihre eigentümliche Natur und homöopathische Heilung, Stuttgart, Haug, 2003

33 Bundesinstitut für Arzneimittel und Medizinprodukte, 2010 Homöopathisches Arzneibuch 2010 (HAB 2010). Amtliche Ausgabe, Deutscher Apotheker Verlag, Stuttgart

34 Calabrese EJ, Baldwin LA. Hormesis as a biological hypothesis. Environ. Health Perspect., 1998; 106 Suppl 1:357–62

35 Oberbaum M, Cambar J. Hormesis, dose-dependent reverse effects of low and very low doses. In: Endler PC and Schulte J, eds. Ultra high dilution. Physiology and physics. Dordrecht: Kluwer Academic Publishers, 1996:5–18

36 Oberbaum M, Singer SR, Samuels N. Hormesis and homeopathy: bridge over troubled waters. Hum Exp Toxicol, 2010; 29:567–71

37 Eskinazi D. Homeopathy re-revisited: is homeopathy compatible with biomedical observations? Arch. Intern. Med., 1999; 159:1981–7

38 Maddox J, Randi J, Stewart WW. "High-dilution" experiments a delusion. Nature, 1988; 334:287–91

39 Dinges M. Weltgeschichte der Homöopathie. Länder, Schulen, Heilkundige, München, Beck, 1996

40 WHO global atlas of traditional, complementary and alternative medicine, 2005

41 Huber R, Koch D, Beiser I et al. Experience and attitudes towards CAM – a survey of internal and psychosomatic patients in a German university hospital. Altern Ther Health Med, 2004; 10:32–6

42 Marstedt G, Moebus S. Gesundheitsberichterstattung des Bundes – Inanspruchnahme alternativer Methoden in der Medizin, Robert Koch-Institut, 2002

43 Schüppel R, Schlich T. Die Verbreitung der Homöopathie unter Ärzten in Deutschland. Forschende Komplementärmedizin, 1994; 1:177–83

44 (Muster-)Weiterbildungsordnung 2003 in der Fassung vom 25.06.2010: Bundesärztekammer, 2010. (Accessed October 26, 2011 at http://www.bundesaerztekammer.de/downloads/MWBO_25062010-2.pdf)

45 Bundesärztekammer – Arztsuche in Deutschland: Bundesärztekammer, 2010. (Accessed February 3, 2011 at http://www.bundesaerztekammer.de/page.asp?his=2.5511)

46 Bellavite P, Signorini A. The Emerging Science of Homeopathy: Complexity, Biodynamics and Nanopharmacology. Complexity, Biodynamics and Nanopharmacology. $2^{nd,}$ Berkeley, North Atlantic Books,U.S., 2002

47 Boiron JLC. Structure de l'eau et relation avec le mécanisme d'action du médicament homéopathique. Les Annales Homéopathiques Françaises, 1981:53–65

48 :Endler PC and Schulte J, eds. Ultra high dilution. Physiology and physics. Dordrecht: Kluwer Academic Publishers, 1996

49 Anagnostatos GS. Small water clusters (clathrates) in the preparation process of homeopathy In: Endler PC and Schulte J, eds. Ultra high dilution. Physiology and physics. Dordrecht: Kluwer Academic Publishers, 1996:121–8

50 Anick DJ. High sensitivity 1H-NMR spectroscopy of homeopathic remedies made in water. BMC Complement Altern Med, 2004; 4:15

51 Demangeat J. NMR water proton relaxation in unheated and heated ultrahigh aqueous dilutions of histamine: Evidence for an air-dependent supramolecular organization of water. Journal of Molecular Liquids, 2009:32–9

52 Roy R, Tiller WA, Bell I et al. The Structure Of Liquid Water; Novel Insights From Materials Research; Potential Relevance To Homeopathy. Materials Research Innovations, 2005:577–608

53 Witt CM, Lüdtke R, Weisshuhn TER et al. The role of trace elements in homeopathic preparations and the influence of container material, storage duration, and potentisation. Forsch Komplementmed, 2006; 13:15–21

54 Witt CM, Bluth M, Albrecht H et al. The in vitro evidence for an effect of high homeopathic potencies – a systematic review of the literature. Complement Ther Med, 2007; 15:128–38

55 Lüdtke R. Zum Stand der Forschung in der Homöopathie. In: Bühring M and Kemper FH, eds. Naturheilverfahren und unkonventionelle medizinische Richtungen. Berlin, Heidelberg, New York: Springer, 2005

56 Kleijnen J, Knipschild P, ter Riet G. Clinical trials of homoeopathy. BMJ, 1991; 302:316–23

57 Linde K, Clausius N, Ramirez G et al. Are the clinical effects of homeopathy placebo effects? A meta-analysis of placebo-controlled trials. Lancet, 1997; 350:834–43

58 Linde K, Scholz M, Ramirez G et al. Impact of study quality on outcome in placebo-controlled trials of homeopathy. J Clin Epidemiol, 1999; 52:631–6

59 Sterne JA, Egger M, Smith GD. Systematic reviews in health care: Investigating and dealing with publication and other biases in meta-analysis. BMJ, 2001; 323:101–5

60 Shang A, Huwiler-Müntener K, Nartey L et al. Are the clinical effects of homoeopathy placebo effects? Comparative study of placebo-controlled trials of homoeopathy and allopathy. Lancet; 366:726–32

61 Fisher P. Homeopathy and The Lancet. Evid Based Complement Alternat Med, 2006; 3:145–7

62 Linde K, Jonas W. Are the clinical effects of homoeopathy placebo effects? Lancet, 2005; 366:2081-2; author reply 2083-6

63 Lüdtke R, Rutten ALB. The conclusions on the effectiveness of homeopathy highly depend on the set of analyzed trials. J Clin Epidemiol, 2008; 61:1197–204

64 Mathie RT. The research evidence base for homeopathy: a fresh assessment of the literature. Homeopathy, 2003; 92:84–91

65 Jacobs J, Jiménez LM, Gloyd SS et al. Treatment of acute childhood diarrhea with homeopathic medicine: a randomized clinical trial in Nicaragua. Pediatrics, 1994; 93:719–25

66 Jacobs J, Jiménez LM, Malthouse S et al. Homeopathic treatment of acute childhood diarrhea: results from a clinical trial in Nepal. J Altern Complement Med, 2000; 6:131–9

67 Jacobs J, Jonas WB, Jiménez-Pérez M et al. Homeopathy for childhood diarrhea: combined results and metaanalysis from three randomized, controlled clinical trials. Pediatr. Infect. Dis. J., 2003; 22:229–34

68 Walach H, Haeusler W, Lowes T et al. Classical homeopathic treatment of chronic headaches. Cephalalgia, 1997; 17:119-26; discussion 101

69 Whitmarsh TE, Coleston-Shields DM, Steiner TJ. Double-blind randomized placebo-controlled study of homoeopathic prophylaxis of migraine. Cephalalgia, 1997; 17:600–4

70 Witt CM, Lüdtke R, Willich SN. Outcomestudie „Patienten in der homöopathischen Arztpraxis". Allgemeine Homöopathische Zeitung, 2006:172–80

71 Willich SN. Randomisierte kontrollierte Studien: Pragmatische Ansätze erforderlich. Dtsch Arztebl, 2006:A 2524-2529

72 Fønnebø V, Grimsgaard S, Walach H et al. Researching complementary and alternative treatments – the gatekeepers are not at home. BMC Med Res Methodol, 2007; 7:1–7

73 Clover A. Patient benefit survey: Tunbridge Wells Homoeopathic Hospital. Br Homeopath J, 2000; 89:68–72

74 Richardson WR. Patient benefit survey: Liverpool Regional Department of Homoeopathic Medicine. Br Homeopath J, 2001; 90:158–62

75 Steinsbekk A, Lüdtke R. Patients' assessments of the effectiveness of homeopathic care in Norway: a prospective observational multicentre outcome study. Homeopathy, 2005; 94:10–6

76 Witt CM, Lüdtke R, Baur R et al. Homeopathic medical practice: long-term results of a cohort study with 3981 patients. BMC Public Health, 2005; 5:115

77 Becker-Witt C, Lüdtke R, Weisshuhn TER et al. Diagnoses and treatment in homeopathic medical practice. Forsch Komplementarmed Klass Naturheilkd, 2004; 11:98–103

78 Huskisson EC, Scott J. VAS Visuelle Analog-Skalen; auch VAPS Visual Analogue Pain Scales, NRS Numerische Rating-Skalen; Mod. Kategorialskalen In: Westhoff G, ed. Handbuch psychosozialer Meßinstrumente. Ein Kompendium für epidemiologische und klinische Forschung zu chronischer Krankheit. Göttingen: Hogrefe Verl. für Psychologie, 1993:881–5

79 Bullinger M, Kirchberger I. SF-36. Fragebogen zum Gesundheitszustand – Handanweisung., Göttingen, Hogrefe Verl. für Psychologie, 1998

80 Bullinger M, Mackensen S von, Kirchberger I. KINDL – ein Fragebogen zur Erfassung der gesundheitsbezogenen Lebensqualität von Kindern. Zeitschrift für Gesundheitspsychologie; 2:64–77

81 Ravens-Sieberer U, Bullinger M. Assessing health-related quality of life in chronically ill children with the German KINDL: first psychometric and content analytical results. Qual Life Res, 1998; 7:399–407

82 Rubin DB. Multiple Imputation for Nonresponse in Surveys, New York, John Wiley & Sons, 1987

83 Diggle PJ, Liang K, Zeger SL. Analysis of longitudinal data. Reprint., Oxford, Clarendon Press, 1994

84 Cohen J. Statistical power analysis for the behavioral sciences. 2. ed., [Nachdr.], Hillsdale, NJ, Erlbaum, 1988

85 Witt CM, Lüdtke R, Mengler N et al. How healthy are chronically ill patients after eight years of homeopathic treatment? – Results from a long term observational study. BMC Public Health, 2008; 8:413

86 Witt CM, Lüdtke R, Willich SN. Effect sizes in patients treated by homeopathy differ according to diagnoses – result of an observational study. Perfusion, 2005:356–60

87 Hoffmann S. Diagnosespektrum in homöopathischen Arztpraxen – eine prospektive Beobachtungsstudie und ein Vergleich zu konventionellen Arztpraxen, Berlin, 2007

88 Güthlin C, Lange O, Walach H. Measuring the effects of acupuncture and homoeopathy in general practice: an uncontrolled prospective documentation approach. BMC Public Health, 2004; 4:6

89 Sevar R. Audit of outcome in 829 consecutive patients treated with homeopathic medicines. Br Homeopath J, 2000; 89:178–87

90 Sevar R. Audit of outcome in 455 consecutive patients treated with homeopathic medicines. Homeopathy, 2005; 94:215–21

91 Barnett AG, van der Pols JC, Dobson AJ. Regression to the mean: what it is and how to deal with it. Int J Epidemiol, 2005; 34:215–20

92 Nuhn T, Lüdtke R, Geraedts M. Placebo effect sizes in homeopathic compared to conventional drugs - a systematic review of randomised controlled trials. Homeopathy, 2010; 99:76–82

93 Enck P, Benedetti F, Schedlowski M. New insights into the placebo and nocebo responses. Neuron, 2008; 59:195–206

94 Hróbjartsson A, Gøtzsche PC. Is the placebo powerless? Update of a systematic review with 52 new randomized trials comparing placebo with no treatment. J. Intern. Med., 2004; 256:91–100

95 Thomas KB. The placebo in general practice. Lancet, 1994; 344:1066-7

96 Di Blasi Z, Harkness E, Ernst E et al. Influence of context effects on health outcomes: a systematic review. Lancet, 2001; 357:757-62

97 Anelli M, Scheepers L, Sermeus G et al. Homeopathy and health related Quality of Life: a survey in six European countries. Homeopathy, 2002; 91:18-21

98 Witt CM, Brinkhaus B, Pach D et al. Homoeopathic versus conventional therapy for atopic eczema in children: medical and economic results. Dermatology (Basel), 2009; 219:329-40

99 Spence DS, Thompson EA, Barron SJ. Homeopathic treatment for chronic disease: a 6-year, university-hospital outpatient observational study. J Altern Complement Med, 2005; 11:793-8

100 Treuherz F. Homeopathy in general practice: a descriptive report of work with 500 consecutive patients. Br Homeopath J, 2000:43

101 Muscari-Tomaioli G, Allegri F, Miali E et al. Observational study of quality of life in patients with headache, receiving homeopathic treatment. Br Homeopath J, 2001; 90:189-97

102 Rossi E, Endrizzi C, Panozzo MA et al. Homeopathy in the public health system: a seven-year observational study at Lucca Hospital (Italy). Homeopathy, 2009; 98:142-8

103 van Wassenhoven M, Ives G. An observational study of patients receiving homeopathic treatment. Homeopathy, 2004; 93:3-11

104 Bell IR, Koithan M, Gorman MM et al. Homeopathic practitioner views of changes in patients undergoing constitutional treatment for chronic disease. J Altern Complement Med, 2003; 9:39-50

105 Kliems H, Witt CM. The good doctor: a qualitative study of german homeopathic physicians. J Altern Complement Med, 2011; 17:265–70

106 Bikker AP, Mercer SW, Reilly D. A pilot prospective study on the consultation and relational empathy, patient enablement, and health changes over 12 months in patients going to the Glasgow Homoeopathic Hospital. J Altern Complement Med, 2005; 11:591–600

107 Price DD, Finniss DG, Benedetti F. A comprehensive review of the placebo effect: recent advances and current thought. Annu Rev Psychol, 2008; 59:565–90

108 Fässler M, Gnadinger M, Rosemann T et al. Use of placebo interventions among Swiss primary care providers. BMC Health Services Research, 2009; 9:144

109 Bundesärztekammer (Hg.). Placebo in der Medizin. 1. Aufl., Köln, Dt. Ärzte-Verl., 2011

110 Bahrs O. Mein Hausarzt hat Zeit für mich – Wunsch und Wirklichkeit. Ergebnisse einer europäischen Gemeinschaftsstudie. G+G Wissenschaft, 2003:17–23

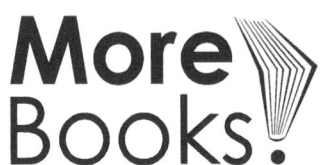

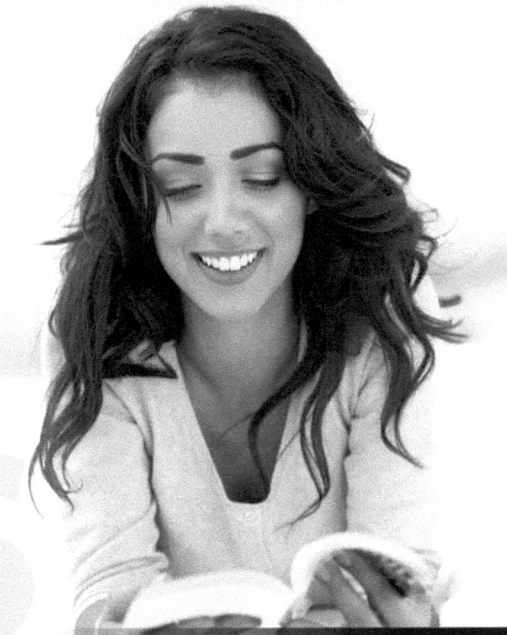

i want morebooks!

Buy your books fast and straightforward online - at one of world's fastest growing online book stores! Environmentally sound due to Print-on-Demand technologies.

Buy your books online at
www.get-morebooks.com

Kaufen Sie Ihre Bücher schnell und unkompliziert online – auf einer der am schnellsten wachsenden Buchhandelsplattformen weltweit! Dank Print-On-Demand umwelt- und ressourcenschonend produziert.

Bücher schneller online kaufen
www.morebooks.de

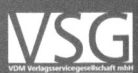

VDM Verlagsservicegesellschaft mbH
Heinrich-Böcking-Str. 6-8   Telefon: +49 681 3720 174   info@vdm-vsg.de
D - 66121 Saarbrücken   Telefax: +49 681 3720 1749   www.vdm-vsg.de

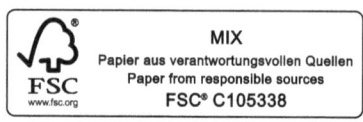

Printed by Books on Demand GmbH, Norderstedt / Germany